# 私の口腔保健史

## ―保健所歯科医の歩んだ道―

矢澤　正人

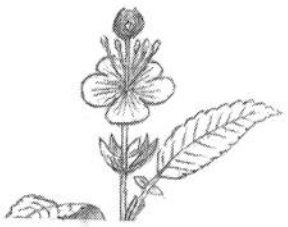



一般財団法人　口腔保健協会

扉のイラストは、ゲーテの「植物の原型と変態」の概念に基づいて描かれたA. K. von Marilaunによる『ゲーテの原植物』（一八八八）の図一部改変

# はじめに　―保健所とは、何をするところなのか？―

私は、二〇一九（平成三十一）年三月に、37年間従事してきた東京都および特別区の行政・保健所の歯科医師としての仕事に終止符を打った。行政もしくは保健所の歯科医師とは、開業の歯科医師、歯科診療所に勤務する歯科医師、あるいは病院の歯科医師などと異なって、歯科診療を本業とせず、行政職として仕事をする者である。私は、その職務人生で、国の8020（ハチマル・ニイマル）運動の誕生に関わったり、在宅訪問歯科診療のシステム化を行ったり、あるいは、摂食嚥下すなわち食べる機能の支援に従事したりと、さまざまな施策に携わらせていただいた。

それらを総括して、感想を一言で述べれば、「行政における公衆衛生は、本当に面白い仕事だった」と言えそうだ。

そのような、日本の歯科医師の中では特殊な分野を歩んできた私が、関わらせていただいた仕事をまとめて本にしようと考えた理由をまず述べよう。

私が歩んできた公衆歯科衛生と呼ばれる分野には、現在、全国で3000人近い歯科医師、そして30000人近い歯科衛生士が従事している。その歯科医師・歯科衛生士の活動は、地域の歯科保健・医療の充実には欠かすことができないものと自負しているが、これが、あまりにも世の中には知られていないのである。

たとえば、私たちが勤務している保健所について、国民の皆様の多くが、少し前までは「保健所って、犬をつかまえるところ?」という認識をされている方が少なくなかったのである。となると、必然的に「では、保健所に歯医者さんが勤めて、何をしているの?」という疑問が起きてくるのもやむをえない話であった。

しかし、この本の執筆を手掛けている間に、社会は新型コロナウイルスによる感染症の世界的な感染拡大という大変な事態になり、テレビ報道の中でも、連日、保健所が感染症対策の第一線機関であることが繰り返し強調された。この二〇二〇(令和二)年という年ほど、保健所が国民の皆様の耳目に触れた年もなかったのではないだろうか。

今日の日本において、全国469カ所ある保健所(令和二年四月一日現在)では、日夜、さまざまな公衆衛生対策のための実践と取り組みがなされている。それらは、結核や新型コロナウイルスなどの感染症対策であったり、環境衛生対策であったり、そして私たちが直接タッチしている歯科保健対策であったりしている。しかしながら、これらの保健所が行う具体的な公衆衛生施策は、正直、国民の皆様には知られていないといっても過言ではないだろう。今後、日本は世界に例を見ない超高齢社会に向かって、さらに進んでいく。その時にあたり、行政における公衆衛生対策の果たすべき役割は、きわめて大きいものであると思うし、歯科保健対策という分野は健康寿命の延伸に向けて非常に大切であると言わざるをえない。そういった意味で、自らが歩んできた公衆衛生という分野、とりわけ、その中でも歯科衛生の近年の歴史と役割を明らかにし、国民の皆様および私と同様の道を歩む後進の人々に知っていただきたいと考えて、筆を執ることにした。

しかしながら、公衆衛生や予防の分野が大事だと述べるだけであるならば、さまざまな書籍があり、今日、世に出ている公衆衛生学の教科書で十分である。私が、本書で最も伝えたいことは、公衆衛生の具体的な施策が地域でどのように行われ、そして、それはどのように住民の健康や医療に影響を与えうるかという実践の姿である。

そのため、本書にまとめた内容は、自分が37年間に直接関わりを持った〝事業や取り組み〟に限っている。それらの、折に触れ公衆衛生関係の雑誌等に報告したものをベースとしながら、一つのまとまりのある流れを見ていただくために、本書のために書き下ろした。

最初におことわりしておきたいのは、本書の中で〝私（I）〟という一人称になっているものも、そのほとんど全てが〝私たち（We）〟であったということである。ここに記されているさまざまな取り組みは、共に実践を行った仲間や同僚、そして地域の住民や関係団体の方々との協働作業であり、どれ一つとして、協力者がいなければ成し得なかった取り組みである。と同時に、行政の都合上、自らがその自治体で関わった施策も数年間で次の後任の人に引き継がれ、さらに発展していくという歴史の中の一時点の取り組みであり、自らが最初から最後までを見届けるということは、行政の性格上ありえなかった。そういった意味で、本書に掲げたさまざまな取り組みは、私自身が関わったことは間違いないが、私以前の前任の方々が着手し、そして私以降に別の方々が充実させ、改良し、結実させていった取り組みである。

もし、筆の稚拙さゆえ、さまざまな事業の成り立ちに関する記載に不備があったとしたら、全ては語り部としての私の不徳の致すところであり、これについてはお詫びするしかない。

ともあれ、国民の歯科保健・医療において、さまざまな解決しなければならない問題が未だ山積しており、さらに私たちは前進していかなければならないことは確かだ。そういった大局的な立場から、本書の不十分さに対して、読者の皆様にはご寛恕いただき、この一冊が、未来の歯科保健・医療への小さな踏み台となることを念願してやまない。

今後、わが国の歯科保健対策がますます発展・推進され、健康長寿社会が実現されるよう、さらに精進していきたい。

目次

# 第一章　保健所歯科医としての原点

## 一　なぜ歯科医師になったか？

法学部を志望していた私が、歯科医師の道を歩むようになったのは、開業歯科医である父親の「歯科医学は面白い」という一言があったからである。開業医の三代目として生まれた私であったが、なぜか高校を卒業する頃には、法律の世界に入って、社会の不正を正したいと考えるに至っていた。

ところが、そんな大学の受験勉強をする私をよそに、父一浩は、朝は私より早く起きて、英語の辞書を片手に、歯科の海外の論文を読み漁っていた。大学で教えるとか、研究をするといった職でないにも関わらず、である。とにかく、自らの歯科治療の質を向上させられると思うと、慣れない外国語の論文に挑戦するという努力を惜しまない父であった。

そして、しみじみと私に向かって、「歯科医学は面白い」と言ったのである。

人間というものは不思議なもので、そういう何気ない一言に、人生の道を左右されるもので、結局、東京医科歯科大学歯学部に入学することとなった。

この思い出を冒頭に書いたのは、歯科医師が行政に勤め、公衆衛生という領域を専門にするという変わった経歴を持つ私が、なぜ歯科医師になろうと考えたか、ということをお伝えしたかったからである。と同時に、日本の歯科開業医に対するさまざまなイメージがある中で、私にとっての原風景としての歯科医師は、父親の必死に学問する姿であった。だから、私の中で、臨床医になってさまざまな歯科疾患で苦しむ人々を救いたい、という目標が芽生えたのも当然といえるかもしれない。

## 二 なぜ予防の道を選んだか？

ところが、大学5年生の頃、私は人生の大きな転機となる書物に出会った。それが、『むし歯予防の実践』（丸森賢二編著、医歯薬出版、一九七五年）である（**図1**）。

著者の丸森賢二先生は、当時の歯科界において、臨床家の鑑のように言われていた方で、横浜歯科臨床座談会というスタディグループを牽引しておられた。その丸森先生が、むし歯予防研究会という研究会も率いておられ、むし歯予防に心血を注いでおられたことを知った。その活動を記載した本が、前述の『むし歯予防の実践』だった。

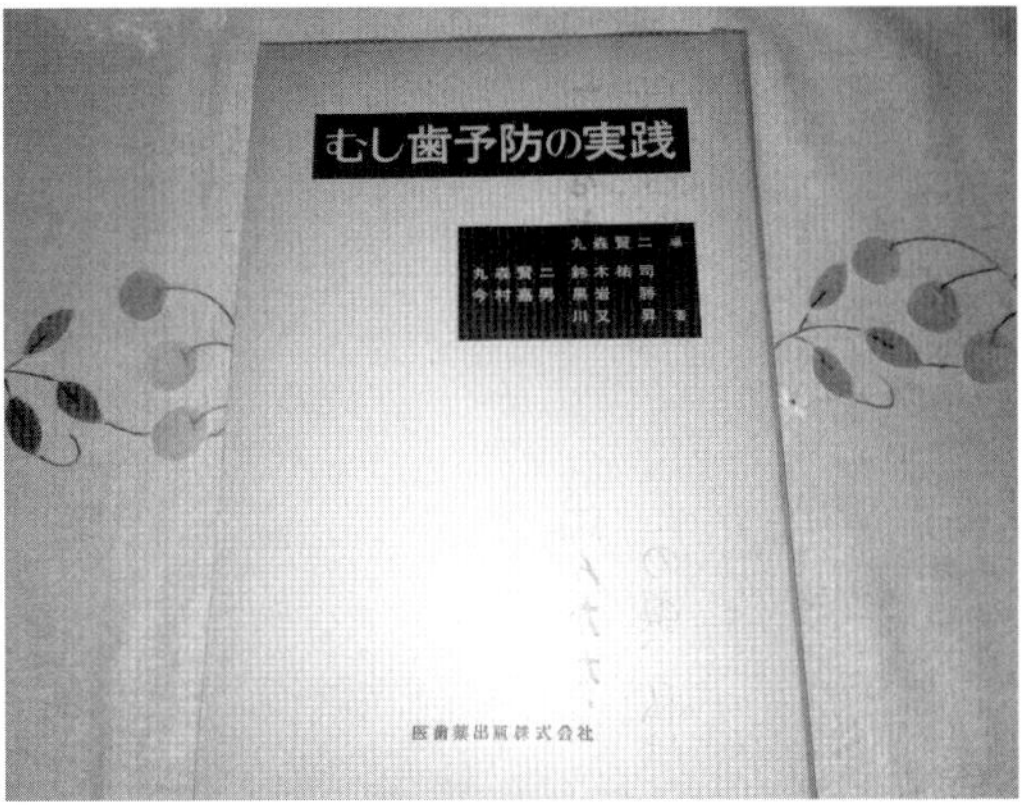


**図 1**　予防を志すきっかけとなった名著「むし歯予防の実践」（丸森賢二編著：医歯薬出版）

私は、臨床家として有名な丸森先生が、むし歯予防にエネルギーを傾けておられたことに、まずびっくりした。さらに、その本の中では巻頭の座談会記事や、「おかげさまでの実例」という章で、先生はじめ同研究会の歯科医師たちが保護者にむし歯予防のコツを教え、その結果、健全な歯の子が育って保護者からお礼を言われたという内容が紹介されており、私は、非常に感動したのを今でも覚えている。そのような出会いもあり、急遽、進路を変え、予防歯科の教室に進みたいと父に話した。

　もとより、私が臨床家としての道を進むと思っていた父は、内心びっくりしたようだったが、黙って聞いた後、ある一人の先生に意見を聴きに行くようアドバイスをしてくれた。その先生は、当時、中央区京橋で開業しておられた榎本貞司先生という歯科医師であった。先生は、私の母校に総義歯（総入れ歯）の講座を作ることに尽力されたことで有名とのことだった。私は先生の診療所に伺って、自分の予防に対する思いをお伝えした。

先生は、私の考えを聞かれ、なんと即座に「いいと思う」と言ってくださったのである。先生御自身が、当時、歯肉の健康のためのブラッシング指導を自費診療として熱心に取り組んでおられ、予防を重視しておられたからであった。このことを父に伝えると、改めて予防歯科の大学院に進むことを認めてくれたのである。

今から考えると、父は、これからの時代、臨床家が予防という視点を持つべきだと考えていたのだと思う。これも感謝して余りあることである。

私は晴れて、母校の予防歯科学教室の扉を叩いたのであった。

## 三　東京医科歯科大学予防歯科学教室で学んだこと

実際に予防歯科の大学院に進んで、新しく赴任された岡田昭五郎教授に動物実験をはじめ研究のイロハを教えていただいた。教授から指示されたテーマは、ハムスターという動物を使って、人工的にむし歯を作り、そして、そのむし歯を抑制する微量元素（きわめて微量でも生体の健康等に影響を与える元素で、その代表例がフッ素である）を探すという実験だった。私が選んだ微量元素は、モリブデンであった。

このハムスターの動物実験を、1年365日、来る日も来る日も続けた。このハムスターは、餌に60％ショ糖（いわゆる砂糖）を加えたもので飼育した。さらに、ハムスターの口腔内には、むし歯を作る原因菌として代表的であるストレプトコッカス・ミュータンスという常在菌がいないため、小さな子どものハムスターにミュータンス菌を飲ませ、口の中に定着させるという方法を取らなければならなかった。

これだけでも、十分違和感があるのだが、もう一つ、そのハムスターの体重を毎日測定し、その体重増加が大きければ大きいほどよいという評価を与えるという部分にも、私は何かしっくりこないものを感じた。ショ糖を60％入れた餌を毎日与え続けた動物の体重増加が大きい方がよいとして実験するやり方は、人間の健康についての知見を得るための方法としては、かなり特異な手法に思えたものだった。

私は、実験医学の方法論そのものに疑義を感じたわけではないが、どうも、その結果が即人間の病気の予防や健康と同程度のレベルの内容であると考えることには、戸惑いがあった。

私の頭の中では、日々動物実験をしながら「健康とは、何か?」という問いがグルグル駆け巡っていた。日中の健診等のアルバイト先から母校の研究室に帰る途中、御茶ノ水の駅前の喫茶店に立ち寄り、大学ノートに「健康とは何か」との問いに対して、さまざまな言葉やアイデアを書き連ねながら、古今の学者の書いた書物、論文等を読み漁っていた。

当時、「健康とは?」という定義は、世界保健機関（WHO）憲章の「健康とは、肉体的、精神的および社会的に完全に良好な状態であり、単に疾病又は病弱の存在しないことではない」という定義が最も一般的であり、授業の中で教えられていた。

しかし、私の中では、その定義に異は唱えないまでも、何かしっくりとしないものを感じていた。というのも、私の所属していた予防歯科の教室は外来をもっていて、そこには、よく心身症の患者さんが来院していた。とりわけ、自臭症と呼ばれる、自らの口臭が気になり、長時間にわたってブラッシングを続ける患者さんがいらしていた。それらの患者さんは、数日で歯ブラシがダメになるほど熱心にブラッシングをするのだが、それでも「私、臭いですよね」と自覚症状を訴えてきたのである。

当然、他人が鼻を近づけて臭わない、つまり他人が感じる「他覚臭」がなければ「大丈夫です。臭いませんよ」と言わざるをえないのだが、そう言ってしまうと、その患者さんは、

「あー、この先生もわかってくれなかった」と、来院されなくなるということすらあった。

このような患者さんに対しては単なるブラッシング指導ではなく、心身医学的なアプローチが求められた。当時、同教室の志村則夫助教授には、この点に関して大変お世話になった。

当時の予防歯科学教室では、口臭予防の臨床的な医療や、う蝕や歯周病の予防のためのブラッシング指導等を行う一方で、先に述べた動物実験も行っており、その二つの特徴をもちながら、常に教室員には「健康とは何か？」を議論できる自由な場があり、私たちは、そのような自由闊達な学問の場としての研究室の中で、じっくりと「人間の健康」について考える時間を持つことができたことを幸いと思っている。

## 四　なぜ保健所への道を選んだか？

大学院も4年となり、そろそろ卒業後の進路を決めなければならなくなり、私は迷った。実験医学は興味深かったが、このままこの方法論だけに没頭していても真の健康の像は見えてこないのではないか、と悩んだ。やはり臨床に行こうか、と思っていた矢先、私はある歯科医師のセミナーを受講することになった。

それは片山恒夫先生という臨床家のセミナーであった。地方で開かれた一泊二日という研

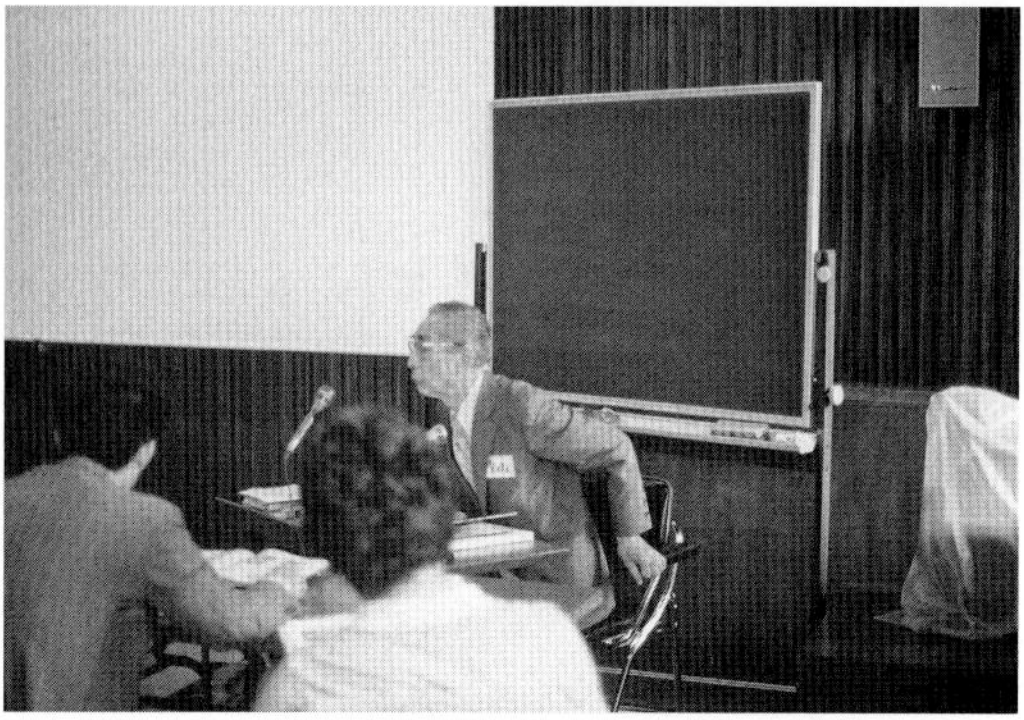

**図2**　歯科界のレジェンド・片山恒夫先生のセミナーに参加。素晴らしい臨床に魅了される

修会に参加した（**図2**）。

　片山先生は、当時、歯科界ではレジェンドであった。後年、出版された『歯槽膿漏―抜かずに治す―』（朝日新聞社、一九九〇年）という名著で知られる彼の臨床を学びたくて、セミナーには全国から腕に自信のある歯科医師がたくさん集まって来られていた。研究会は2日間にわたり、最初から最後まで症例提示が続くという独特のものであり、その症例一つひとつが20年を越える歳月をかけた臨床例で、先生の臨床哲学と技術の粋を尽くしたものであった。

　口腔内疾患が食生活等に起因した生活習慣病であり、生活習慣そのものを患者と歯科医師が協働で治すという哲学を先生が実践された治療の結果は、見事というほかなかった。

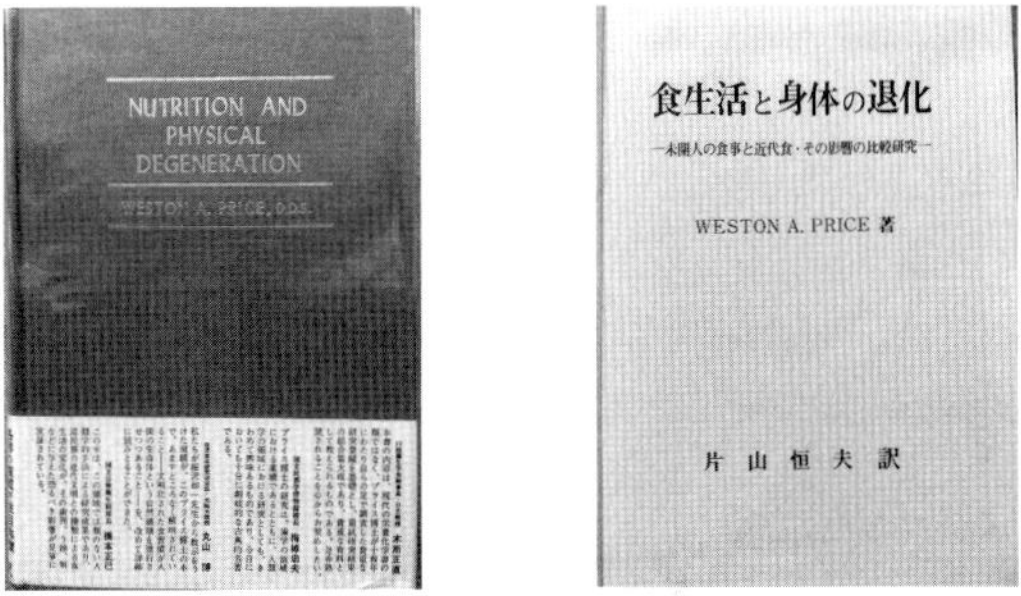


**図3**　食生活と身体の退化―未開人の食事と近代食・その影響の比較研究―(Dr. Price 著、片山恒夫訳)

そして、先生がW.A.プライス博士の『食生活と身体の退化―未開人の食事と近代食・その影響の比較研究―』(**図3**)という文化人類学的な書物を診療の傍ら日本語に翻訳し、自費出版されていたこと、そして、その本を初診時の患者さんに貸して、次回来院時に感想を持参することを義務づけていたことを聞くに至っては、私は頭を殴られたような驚きと、そして歯科医療のもつ奥の深さに心から感動を覚えた。

セミナー終了後、その感動を消さないために、さっそく先生の本を購入して帰った。そして、先生の著書の奥付の略歴を見て、私はさらにびっくりした。そこには「大学卒業後、豊中保健所に5年間勤務」と書かれていたのである。その瞬間、「保健所」という文字が、私の心に何か輝かしい彩をもって迫ってきたような気がした。

戦後の日本には、アメリカのGHQの指示で米国流の公衆衛生施策がもたらされた。全国に保健所が設置され、さらに都道府県に1カ所ずつ、理想的な保健所として整備しモデルにするとされ（**文献1**）、その中でも特に、東の杉並保健所と西の豊中保健所は、2つのモデル保健所として全国の保健所の人材育成の拠点となった。その公衆衛生のメッカともいうべき豊中保健所に、この歯科臨床の大家の片山先生が勤務しておられたということは、そのあまりのギャップと同時に、公衆衛生というものが実は臨床ときわめて関係が深いのではないか、という発想を私に抱かせるのに十分であった。

私は、狂喜した。父の臨床に憧れながら、結局、予防を志したものの、予防医学の研究で答えを見出せなかった自分が、この一人の歯科医師の中にその答えが「ある」、という確信を抱いたのであった。

私はその思いを確認したかったのと、自分の今後の進むべき道にアドバイスをいただきたくて、片山先生に思い切って、電話をかけた。

電話口に出られた先生に、私は率直に「先生、私も保健所に勤めようと思うのですが、いかがでしょうか？」と聞いた。しかし次の瞬間、電話口からは、私が想像もしなかった答えが返ってきた。「賛成しないね」と。

私は一瞬、頭の中が真っ白になってしまった。優れた臨床医としての片山先生は公衆衛生活動の考え方や実践をベースに生まれたという、自分が考えついた魅惑的な仮説は、アッという間に、当の先生ご自身の口から否定されたのであった。

狼狽を隠せないまま、先生に「では一度、お話を聞かせていただけませんか？」とやっとの思いでお願いしたが、それは「忙しくて無理です」との言葉で終わってしまった。

それから数日間、私は全く当てもないまま、迷いの日々を送った。当時、神奈川県の保健所の歯科医師で、私と一緒に大学で研究していた北原稔、故向井晴二といった方々の薦めもあり、杉並区の保健所に就職しようかと考えていた矢先だっただけに、正直、全くどうしてよいかわからなくなった。

数日後、一本の電話がかかってきた。なんと片山先生ご自身からであった。

「来週の月曜日1時から3時まで、時間を空けたので、よかったらいらっしゃい」と、夢のような言葉だった。

当日、新幹線に飛び乗り、一路、大阪府の豊中市に向かった。恥ずかしい話だが、あまりにも感情的に高ぶっていたのか、スーツの上下が異なる服装になっていたことに、新幹線に乗ってから気がついた。

そして、約束の時間に先生の診療所のドアの前に立った。

出ていらした先生に、私は「先生、この診療室って、ガウディの建築にそっくりですね？」と問いかけた。すると先生は「君、わかるのか？」と、大変嬉しそうな顔をされた。私も伺うまでは全く知らなかったのだが、片山先生の診療所はきわめてユニークな形をしていた。あの有名なサクラダ・ファミリアというスペインの教会を設計したアントニオ・ガウディの建築物にそっくりだったのである。以前、アントニオ・ガウディの建築が掲載された建築雑誌を私に見せながら、彼の創造性を熱っぽく語り、教えてくれた父に、心の中で感謝した。

「さあ、入りなさい。」先生が嬉しそうに私を迎え入れた。

1時から話し始めて、先生はついに夕方まで話をしてくださった。その内容は、素晴らしい臨床を生み出した先生の医療に対する考え方が中心だった。今となって、先生のお話の詳細を記憶していないことが残念だが、先生がこの若い未熟な歯科医師を前に、ご自身の到達された歯科医療の高みを伝えようとされたことだけは確かだった。

それらのお話を聴きながら、先生は常に公衆衛生の精神を基盤として持ちながら、臨床をしてこられたのではないかと私なりに結論づけた。

では、なぜ、私が保健所に進みたいという進路の希望に対して、最初は賛成されなかったのだろうか。そのことをその後もずっと考え続け、次のような答えを出してみた。

それは、片山先生が豊中保健所に勤務されていた戦後のあの時期、保健所の公衆衛生の課題は、なんといっても結核だったということであった。そして、結核対策のような感染症対策は、社会防衛としての公衆衛生施策であり、先生がしたかったと思われる歯周病対策のような生活習慣病対策ではなかったことが大きく影響していたのではないかと思われた。個人のライフスタイルに関わり、治療とともにその人の生活習慣の変容と再発防止を目指す先生の保健指導は、当時の保健所の業務として行うことは不可能だったと思う。

そして、もう一つ。これは、さらに根本的な問題だが、先生が目指された予防は、どこまでも臨床・治療をベースとした予防であり、治療抜きには語れないものであった。

それは、あのセミナーで提示されたさまざまな症例が、どれも20年から長いもので30年を超すようなケースであり、一人の患者さんに対して30年近く治療を行ってくる中で、患者さんのトータルとしての健康を守ってこられた、その臨床こそが、先生が確信されていた健康づくりであったと思う（**文献2**）。

先生の診療室を辞し、帰京する列車の中で、先生の卓越した臨床のベースには「公衆衛生」という原点があるということを確信した。

余談だが、先生が語られたことの中に、印象的だったことがあった。それは、栄養学のある単語（「異栄養」というような言葉だったと思う）の語源を私に問うたときのことだった。私がわからないと答えると、先生は、その「異」という言葉が仏教用語の「*生住《しょうじゅう》異滅《いめつ》」に由来していると思うと話された。先生の幅広い見識と、一つひとつの専門用語のルーツを大切にされる姿勢に心から敬服した。（*生じ、存続し、変化し、消滅すること。『広辞苑』）

片山先生が、公衆衛生に対して深い思いを抱かれていたことを証明するエピソードが、一つある。それは先生が、東京に帰ったら国立公衆衛生院（現在の保健医療科学院）の橋本正巳先生に会うようにと指示されたことであった。橋本先生は、当時、公衆衛生医師としてきわめて著名な方で、この先生を訪ねるように私にご教示くださったことを見ても、先生の公衆衛生そのものに対する深い思いを垣間見た思いがした。そうこうしているうちに、一九八二（昭和五十七）年四月から東京都杉並区南保健所に勤務することとなった。

## 五　杉並区の保健所に勤務して　―公衆衛生活動の基本を学ぶ―

私が初めて保健所に勤めた場所が杉並区の保健所であったことは、大変感慨深いものがある。というのも、前述したように、戦後、日本全体の２つのモデル保健所になったうちの一つであったからである。

## 日本における保健所の歴史

ここで、本書の主たるテーマとなる「保健所」そのものの歴史について、簡単に振り返ってみよう。日本における保健所の起源は、一九三七（昭和十二）年に保健所法（旧）が制定され、翌一九三八（昭和十三）年四月に、全国に保健所が設置されたことに端を発する。そして、第二次世界大戦により壊滅的状態となるが、一九四七（昭和二十二）年、新保健所法の制定により、今日の保健所といわれるものが再発足する。そして、新たな役割を付与された保健所は、675カ所の体制に再編整備された。当時の様子を表した普及用のビデオが現存しており、タイトルは「新らしい保健所」である。そこには、戦後の保健所の公衆衛生活動が生き生きと表されていた。

ともあれ、保健所法によって公衆衛生活動の拠点として位置づけられた保健所は、感染症対策などにその機能を遺憾なく発揮するが、時代の変遷に伴い、その後やや陰りを生じることとなる。それは、「保健所黄昏論」と呼ばれる時代を迎えて、である。社会の関心を大きく惹く疾病が、結核のような感染症から高血圧や糖尿病といった個人のライフスタイルに起因する生活習慣病へと移り変わっていった時、保健所の活動内容は従来型の社会防衛的な方法では精彩を欠くようになり、上述の「黄昏論」が囁かれるようになった。

しかし今、新興感染症、とりわけ現在猛威を振るっている新型コロナウイルスの感染拡大を経て、再び、地域における健康危機管理拠点としての保健所の機能が社会的に大きく見直される時代に突入している。

## 保健所への歯科医師の配置

時計の針を、モデル保健所ができた昭和20年代に再度戻して、歯科保健についてその歴史を簡単に見てみよう。そのころ、東の杉並保健所に勤務されていたのが宮入秀夫先生という方であった。宮入先生は母校の大先輩でもあり、公衆歯科衛生の分野に大きな足跡を残された方であった。そして、長く東京都の公衆衛生行政の中枢としての要職に就かれ、後進に道を拓かれた。

私が区に入職した頃、杉並区には3つの保健所があり、2人の常勤歯科医師が、すでに配置されていた。そして、私は新規のポストとして杉並区南保健所に3人目の配置となった。この時、常勤歯科衛生士は5名もおり、歯科専門職を手厚く配置している区であった。

この時代、同じ東京の他区に目をやっても、行政に常勤として歯科医師を配置している区は数えるばかりしかなく、中央区、葛飾区等であったように記憶している。そして、東京都の保健所（特別区ではなく）で、歯科医師の常勤職員はやはり全部で数名であった。というのも、保健所法では歯科医師の配置に関しては努力義務であり、必置ではなかったのである。そんなわけだから、まず保健所の歯科医師が何をするかについては、「歯科衛生業務」に従事するとされているだけであった。

一九八二（昭和五十七）年頃というのは、まだまだ乳幼児のむし歯（〝う蝕〟が正式だが、本書では読者にわかりやすいように〝むし歯〟と表記する）がきわめて多発しており、早朝から、むし歯治療のために歯科医院の前に順番を待つ親子の行列ができるといわれるような時代であった。

そこで保健所では、1歳6カ月児歯科健診をスタートとして、4歳まで歯科健診（相談）事業を行い、3、4カ月に一度の定期健診を行うのが、保健所の歯科医師・歯科衛生士の業務の第一であった。ただ前述したように、私の勤務した杉並区南保健所は、それまで歯科医師が配置されていなかったため、当時の業務係長さんから「あなたのような歯科医師を、どう扱ってよいか、困るよ」と言われたことが、大変懐かしく思い出される。

つまり、当時の保健所における歯科衛生というのは、イコール乳幼児歯科健診とほぼ同義語に近かったといえよう。幸いだったのは、当時の区の保健所は乳幼児の歯科健診を直営（区の職員で実施するという意味）で行っていたことから、私はほとんどすべての健診を自分で担当させていただいており、住民の方に直接触れて、健診業務と保健指導、集団の健康教育を行う経験をたくさん積ませていただけたということである。そこでは住民の持つ健康課題と直接触れたり、住民への健康教育・保健指導の場を自ら行う機会に豊富に出会えたのである。これが、その後の私の公衆歯科衛生の経験のベースとなり、基本を体で学べたと思う。

## 六　健診の中から見えてきた生活の背景とコミュニケーション力

当時、保健所（現在は、保健センター）で行われていた1歳6カ月児健診および3歳児健診は、法律に定められた法定健診であり、それは今日も変わらない。私は、そこで初めて多職種による健診事業というものを体験することとなった。多職種とは、具体的には保健師、栄養士、歯科医師、歯科衛生士、心理判定員などであった。

健診終了後、関わった多職種相互で、カンファレンスなるものが開かれた。これが、大変面白かったのである。

哺乳瓶を、四六時中、口に突っ込んでミルクを飲ませている親がいる。ところが、聞いてみると自分の親の介護に忙殺されていたり、妻の就業事情の故だったりと、生活のさまざまな状況が見えてきた。

ある子どもは、一日中、保護者から甘い飲み物を与えられており、むし歯が多発していた。その保護者が、子どもにそのような甘味飲料を与えていた理由は、子どもが泣くと、集合住宅の隣の部屋の住人から「うるさい！」と壁を叩かれるので、それを防ぐために与えていたのだった。住宅事情とむし歯が関係するとは、思ってもみなかった。

このように、カンファレンスでは前述のように多職種が集まり、一人のケースについて情報共有を行う。こういう中から、歯科という立場からだけでは見えなかった、各家庭の背景が見えてきたのであった。私は初めて、今まで考えてきた〝健康の定義〟に、立体的な奥行きとでもいったものが加えられた気がした。前述したＷＨＯの健康の定義は、たしかに正しい表現ではあっただろうが、そこには、何か人間の命のリアリティを感じなかったし、何より人の生活の匂いがしなかった。

しかし、保健所のカンファレンスの中で聞くさまざまな生活の状況の中に見えるものは、生物としてのヒトではなく、まぎれもなく〝人間〟の健康であった。私は、大学では見えなかったそのような立体的な人の健康の見方に、「路地裏の医学」というタイトルを付けてみた**（文献３）**。

このタイトルの由来は、当時『路地裏の経済学』（竹内宏著、日本経済新聞社、一九七九年）

という本があり、それになぞって付けたものだ。もう少し丁寧に説明すれば、いわゆる臨床医学が医学の本道であるとして、それはややもすると「人間の生活」から離れた目抜き通りや、高速道路であるのに対して、公衆衛生においては、路地裏という言葉から連想される、もっと生活に密着した医学という意味を含んでいた。それは、前述したカンファレンスの中で多職種のスタッフと共有した、「住民の生活」に密着した、という意味であった。

その当時、私が杉並区南保健所で出会った、1歳半ばぐらいのある幼児の口の中の状態は悲惨であった。1歳半ばという年齢にもかかわらず、前歯4本が全部ひどいむし歯で、根っこだけになっていたのである。この子の保護者である母親は、最初に歯科室のドアをくぐって入って来た時、このように私に言った。

「うちの子、ちょっとむし歯ができてしまいまして…。」

その母親は、端正な、しかしどことなく翳りのある顔立ちの女性であった。

「そうですか。では、お子さんの頭を私の膝の上に、ゴロンとさせてください」と言って、口を開けたそのお子さんの歯の状態は、前述した通り見るかげもないものであった。

あやうく私は、「これ、〝ちょっと〟じゃないですよ」と言いそうになったが、出てきた言葉は、思いとは裏腹に「本当に、ちょっとできてしまいましたね。」という言葉であった。聞いてみると、このお子さんのむし歯は、ちょっとした育児のボタンのかけ違いから生まれたものであった。

母親は元々、この子の歯や骨を強くしたいと願い、牛乳を飲ませようとしたのだが、残念ながらこの子は牛乳嫌いであった。そこで母親は、「乳」は「乳」でも、乳酸飲料を多量に与えたのである。1回150㏄ずつ、一日6回。計900㏄の乳酸飲料を哺乳瓶で飲んでいたこの子の前歯は、アッという間に重度のむし歯になってしまったのである。

そして、このむし歯のひどさは、母親の自責の念を駆り立てたに違いない。こんな状態で保健所を訪れれば、「ひどいむし歯にしてしまって！　お母さんの責任ですよ」と言われるのでは、と不安に思ったのも無理からぬことであった。それを、あえて保健所の歯科室のドアをくぐって歯科相談に来た母親の勇気に対して、私の口から出た言葉は前述の通りであった。

私の言葉を聞いた母親の顔は、瞬時に緊張が解け、さまざまな話を始めた。実は彼女は学歴もあり、育児の知識がなかったわけではなかった。しかし、住んでいたところはマンションの高層階。そして、近隣にはお子さんを持つ家庭もなかった。おそらく、子どもを持つ親との近所づきあいもない環境だったと思われる。さらに、ご主人は忙しい職場に勤務されるビジネスマン。毎晩、夜遅く仕事から帰って来て、母親と子どもの歯について話し合う時間もなかったと推測された。

私たちの健診・保健指導は、その子の食習慣等を見るのではあるが、単に食事内容を点検するだけでなく、その子と保護者の〝生活の背景〟をしっかりと見ていくことが大切ではないか、ということをこの事例は端的に教えてくれた（**文献3**）。

こういった場合、私たちはさまざまな生活習慣の背景を把握したら、その中からむし歯に関連する要因を抽出し、保護者と対話しながら問題点を整理する。そして、最後は住民自身の選択により、生活習慣の改善を目指すのが保健指導である。

このとき、住民の生活への深い理解と共感がないと、保護者は叱られたと感じ、行動変容どころか反感を持たれたり、下手をすれば苦情にもつながりかねない。

そういう意味でも、保健指導にあたっては、保護者と目線をフラットにすることが大切だと考えた。その理由は、保護者が自分の生活を正直に話してくれるためには、歯科担当者が受容的な態度で傾聴してくれていると感じてもらうことが、何より不可欠だからである。

このようなコミュニケーション力は、現場で鍛えられるといえばそれまでだが、たしかに当時の歯科医学教育の中では、あまり触れられていなかったような気がする。

私たちは、後述する自主勉強会（夏ゼミ）の中で、そういったコミュニケーションスキルの重要性を学んだ。

## 七　データ分析と保健指導

保健所に入って最初に担当した1歳6カ月児歯科健診で、さまざまな原因から発生したむし歯に出会った。特に気になったのは、母乳や人工乳を卒業する、いわゆる卒乳（そつにゅう・離乳とほぼ同じ意味）の遅れたお子さんに特有の、上あごの前歯のうら側にできるむし歯であった。

さっそく、1歳6カ月児歯科健診を受診した子どもたちのデータを分析することにした。ここで私は、公衆衛生活動の基本ともいうべき、事実を正確に記録して分析する記述疫学（きじゅつえきがく）の初歩を経験した。

まず、自分が現場で出会った〝気になる事象〟について、過去の記録を集計し、分析してみることであった。こういった事象は、現場の活動の中では結構遭遇するものだが、その疑問を実際にデータを分析して検証してみるという作業は、日常業務の中ではエネルギーが要ることである。

卒乳とむし歯の関係に関する私たちの当時の調査結果では、**図4**のように1歳6カ月を過

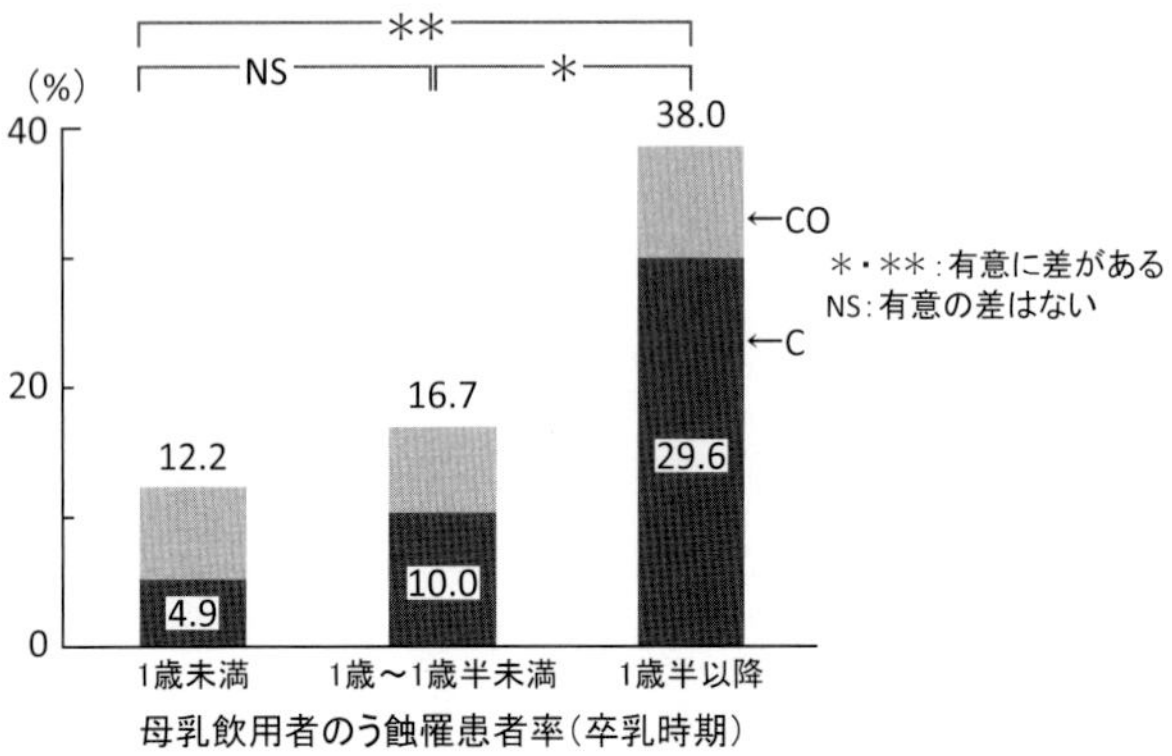


**図4**　卒乳時期とむし歯の関係（1歳半を過ぎると、むし歯Cとむし歯のでき始めCOの合計が増えることがわかる）

ぎて卒乳していない子は、すでに卒乳した子に対して、むし歯が約2倍近く発見された。さらにこのデータは母乳飲用者についてだが、人工乳について同様に調査したデータと比較すると、人工乳より母乳の方がむし歯が多いという、にわかには信じがたい結論であった。

私は正直、当惑した。なぜなら当時、人間の栄養摂取方法として最も自然で良好と思われた母乳育児で育てられた子どもでも卒乳時期を間違えるとむし歯が多い、というデータは、あまり嬉しい話ではなかったからだ。だいたい、小児保健を専門分野とする学会で、このような分析結果を発表すれば、母乳推進の先生方から強烈な反対意見をいただくに決まっていた。

そこで私は、杉並区内で最も母乳育児を推進しているといわれていた、ある小児科医を訪ねた。そして、上記のデータを見せ、恐る恐る見解を求めたのである。すると、彼の答えは意表をつくものであった。

「ほーっ。こんなに母乳を飲んでいる子が多いんだ」。そのドクターが嬉しそうに語ったことを、今でも覚えている。そして、このデータの公表については「事実だから」と全く意に介されなかった。人生というものは、何でも勇気を出してぶつかってみるものである。

私はその年の日本小児保健学会に、そのデータを発表した。意外にもその発表は注目を浴び、新聞にも取り上げられた。

しかし、私が一番気になったのは、こういったデータの発表が母乳育児の推進の大きな妨げにならないか。あるいは、そのような子どもと保護者に対して、どんな保健指導をしたらよいのか、ということであった。おそらく、母乳そのものがむし歯の原因となるという短絡的な視点ではなく、母乳をなかなかやめられない、そういった生活習慣に関連するさまざまな要因が、むし歯に関係があるのではないか。だから、母乳を継続するなら、それ以外のむし歯を作る要因もしっかりと把握して対策を立てていけばよい、という説明をして、母乳推進の妨げにならないようにした。

そんなころ、私自身の保健指導に根底から疑問符を投げかけるようなある一人の幼児の事例に出会った。それは、1歳6カ月児歯科健診の次の相談日である数カ月後の歯科相談の日のことだった。歯科相談にみえた幼児の年齢は、1歳11カ月だった。前回の健診時、母乳を継続しているとアンケートの回答欄に記載されていたので、「母乳は、そろそろ卒業されましたか」と、自然に聞いた。すると、「はい」という返事が保護者から返ってきたのだが、その声の調子がなんとも暗かった。さすがに気になって母親の顔を見ると、伏し目がちで、かつ、何か物言いたげな感じであった。

そこで、「どうされたのですか?」と優しくお聞きしてみた。すると、前回指導を受けてから卒乳しようと努力して母乳をやめたが、それ以来、夜泣きを何時間もするようになり、砂場でも遊ばなくなってしまったと言われたのである。

私は、呆然としてしまった。

データを元に、むし歯をこれ以上進行させたくないと考えて行った保健指導で、子どもの母子関係や、心の安定を損ねてしまったのではないかという思いが瞬時に頭をよぎり、私は動揺した。そして、いかにデータを分析して知見を得たとしても、それを実際に保健指導の場で話すときには、よく相手の全体像や生活の背景を知る必要があることを、今さらながら痛いほど思い知らされた気がした。その後、そのお子さんについては定期的に健診させていただき、本人の精神的な発達等に心配な点はみられなかった。しかし、それはあくまでも短期間での経過観察に過ぎず、本当のことはわからないとも思った。

この事例を含め、私は保健所で出会ったさまざまな事例から、多くのことを学ばせていただいた。そして、保健指導等を行うにあたっては、以下の点に留意することを心がけるようになった。

①まず、住民の方の話を十分に傾聴すること、②相手の話の内容を整理して、正しい情報を伝えること、③ただし、選択するのは住民自身であり、その意思決定を私たち保健従事者は支援すること、などの諸点であった。

また、こういった場合、当然のことながら歯科的な視点だけで物事を判断していると、たとえば、「むし歯ができないために」という見方だけに偏る恐れがあることに注意しなければならない。ときには、むし歯の予防より優先順位が高いことは多々あるとの視点も重要であるに違いない。常に幅広い視野で物を見るということは、言い換えれば、他の保健・医療・保育などの関係職種の視点も大切にすることといえる。そのために、常に一級の専門家の方々の意見に耳を傾け、自らの専門分野の知識だけに固執しないように努めなければならない。

ともあれ、保健指導をする上でのさまざまな留意点を健診の現場で学ばせていただいた。

## 八　要介護高齢者の訪問歯科診療の仕組みづくり

保健所に入って少し経った頃、ある保健師から「先生、寝たきり老人の歯を診てもらえませんか？」と言われた。この時、私は「寝たきり老人」という言葉を初めて聞いた。寝たきり老人とは、家庭で臥床状態にある要介護高齢者をいうが、当時はこのような言い方をしたのである。

説明を聞いて、すぐ保健師と一緒にそのお宅へ伺った。その方はベッドに寝かされていた。口腔内はひどく汚れており、その悲惨な状況に驚くばかりであった。そして、下顎には歯の根っこだけ残り頭の部分がなくなった残根（ざんこん）状態のものが何本か残っていた。この方は、脳梗塞の後遺症で寝たきりになり、それまでしっかりと咀嚼できていた口腔内は、急速に状態が悪化してしまったのであった。

食事はすり鉢ですって、一口ずつ与えているのだと介護者は語った。彼は、全く文字通り「寝たきり」で歯科診療所への通院は不可能だったので、この方の歯科治療は往診でしてもらうしかないと考えた。

保健所へと帰る道々、同行してくれた保健師さんから、このご家庭のさまざまな生活の背景を聞いた。それは一種、テレビドラマの中での話のようであったが、それがまちの医療と保健の現実であり、人間の生活というものの複雑さ、もっといえば、公衆衛生という分野の奥の深さを垣間見た思いがした。

これについても誤解があってはいけないので、あえて解説させていただくが、何も他人の生活の裏側を見て興味本位で言っているわけではない。要介護状態になった本人、その高齢者を支える家族は、現実の世界ではさまざまな人間関係のしがらみの中で存在している、という当たり前の事実のもつ重みを公衆衛生という領域は大切にしている、ということである。なぜなら、公衆衛生は「生活を視る」医学だからである。

私の最初の訪問は、こうして終わった。しかし、実はこれがすべての始まりであったことに、私はこのあと気づかされるのである。というのも、この症例も含めいくつかの重症化した口腔内を保健師について見に行ったあと、私には訪問をしてくれる歯科医師を探すという仕事が待っていた。最初は同じ大学出身の同級生などに、個人的に電話をして頼んでいた。

ところがある日、その友人から電話がかかってきて、「今日、急にご家族から往診してくれっていう電話をもらったんだけどさ。正直、もうこれ以上、僕だけではやりきれないよ」との内容であった。それは12月も半ばを過ぎた、誰にとっても忙しい時期であった。つまり、個人的に在宅歯科診療の患者さんをたくさん抱えることは、開業医にとって大変であるという率直な感想であり、この問題については、区の歯科医師会の先生方に正式にご相談してみることにした。

そこで、区の行政担当者と区の歯科医師会で話し合う会議を設置して、さまざまな協議を行うことになった。その内容は、①訪問歯科診療の課題、②訪問歯科診療の実施体制、③事故等緊急時の対応についての対策、④先進地区の視察、⑤区と歯科医師会との契約、など多岐にわたり、都合二十数回の会議を重ね、ついに昭和61年に、「杉並区家庭訪問歯科診療事業」という名称で、在宅歯科医療のシステムが開始された。

この制度の特徴は、昭和61年当時、保険診療の報酬体系における在宅歯科医療の位置づけが明確でなかったことから、在宅患者の医療を行う歯科医師を確保する目的で、区が歯科医師会への委託事業を予算化したことである。

また、先進自治体の視察は愛知県名古屋市などを訪れたが、そこでは先進自治体の関係者からの貴重なアドバイスをいただいた。それは、住民から訪問診療をしてほしいと申し込まれたケースに行ってみると、実際には歯科診療自体は必要でなく、話を聞くだけで終了となるケース、あるいは歯科衛生士の訪問口腔衛生指導が必要なケースなどが含まれており、最初の段階で適切な対応を決めることが大事であるとのアドバイスであった。

そこで、最初に事前調査という名称で、行政の歯科医師もしくは歯科医師会の歯科医師が調査医となって、必要な医療・保健指導等の篩い分けをすることにした。

こういった仕組みづくりは全国的には例がなく、その後、国のモデル事業になり、全国のさまざまな自治体から行政、歯科医師会の方々が視察にみえられ、「杉並方式」と呼ばれるまでになった。そして、仕組みの形はさまざまに異なってはいたが、行政と歯科医師会が協力しながら進める在宅歯科医療の取り組みとして全国に広がっていった。

私としては、在宅要介護高齢者に対して地域で訪問歯科診療が行える体制づくりを、行政と歯科医師会が協働して検討し、システム化することに大きな意味があったと考えている。このことは、後に「摂食嚥下機能支援システム」、あるいは他の分野で「糖尿病医療連携」など、地域の医療資源のシステム化を保健所が行うということにつながっていったように思う。

それは、具体的には、国が「地域保健法」施行とともに示した「地域保健対策の推進に関する基本的な指針について」の中で、「医療機関間の連携体制の構築においては、多くの医療機関等が関係するため、保健所が積極的に関与し、地域の医師会等との連携や協力の下、公平・公正な立場からの調整機能を発揮することが望まれる」というような文言として盛り込まれている内容である。

これらは、今日の「診療所完結型医療から地域完結型医療へ」という方向性にも明らかなように、地域全体を一つのシステムもしくは単位として見ていく、現在の医療体制のあり様を、実は保健所のような公衆衛生機関がコーディネートするという理念と結びつく。これについては、後の多摩立川保健所時代の部分で詳述するが、地域の医療連携を構築していく上で保健所の重要な機能として位置づけられたものである。

このような在宅訪問歯科のシステム化の事例などを通して私が気づいたことは、地域におけるさまざまな実践事例がモデルになって、都道府県や国の政策に取り上げられていくということが、きわめて多いという事実である。

これは言い換えると、地方の一事例が中央の政策のモデルとなるという意味で、「末梢が中枢を変える」といった変革をもたらすことの可能性を大いに秘めているということでもある。よく世間では、二言目には「国が変わらなければ無理だ」という議論があるが、実は公衆衛生においては、「末梢が中枢を変えられる」というのが私の率直な思いである。

それはともかく、実はこの杉並方式の中では、特徴的なことがいくつかあったので紹介したいと思う。

第一に、訪問調査に伴う「事例検討会の実施」の効用である。区に申し込みがあった方に対して、前述したように、まず行政の歯科医師か歯科医師会の歯科医師が事前調査に伺い、状況を把握して適切な対応方法を決定する。そのときの個々の調査医の判断の妥当性を検証するために、全症例に対して事例検討会を開催し、それぞれが自身の診てきた状況を報告し、その内容を全員でつぶさにディスカッションした。このことでよかった点は、それぞれの症例における「治療やケアのゴールは何か」ということを、歯科医師会の先生と私たち行政担当者で、しっかりと共有できたことであった。

そして、この事例検討会は、私たちの構築したシステム自体の課題や改善点を見つけ出すことにも役立った。具体的に事例への対応結果がうまくいかなかった場合、それが症例自体の問題なのか、あるいは調査医の判断に問題があったのか、あるいはこのシステム自体の不備なのかを全員で検討することにより、時に、仕組み自体の課題が明確になったこともあったのである。この経験が、後の多摩立川保健所での「摂食嚥下機能支援システム」の取り組みの中での、事例検討会を実施するアイデアにつながっていった。

第二に、当時は今日のように、口腔ケアが全身の健康に寄与するというエビデンス（根拠）が種々の論文で証明されてはいなかった。しかし、明らかに要介護高齢者の口腔内状況の多くは、誰が見ても劣悪であり、口腔ケアが必要であると考えられた。そこで考えたのが、保健所の歯科衛生士が、居宅を訪問して口腔衛生指導を行うという方法であった。正確にいえば、このアイデアは保健所の歯科衛生士が考えたのである。そして、老人保健法の訪問指導の中に位置づけて、訪問口腔衛生指導事業としたのであった。

今日では、介護保険の居宅療養管理指導として民間で実施されているが、当時、これを行政で行ったのは先駆的であったように思う。そして、この事業を全面的に立案・実施したのが、保健所の歯科衛生士であったことは、行政歯科衛生士の政策形成能力が優れていたことの証左であったと考えられた。

具体的には、事業の目的、事業の必要性、実施方法の検討、人材の育成、要綱（事業を行う上でのさまざまな決まり事）等の整備など、事業実施のすべてを歯科衛生士が検討し、事業化していった。当時の杉並区の保健所の石渡美砂子さんはじめ、多くの歯科衛生士の皆さんの努力に、今さらながら敬意を表したい。

今日、行政に勤務する歯科衛生士の必要性について、十分な認識が足りない場合がみられるが、この当時、老人保健法の中で歯科衛生士の訪問事業を実施できたことは、大きな成果だったと考えられる。

第三に、摂食嚥下機能支援、すなわち食べる機能の支援という今日的なテーマについてである。現在、在宅医療の中での多職種連携のテーマとして、「摂食嚥下機能支援」は最もポピュラーなものの一つであるが、この当時の訪問歯科診療の症例の中では「摂食嚥下機能障害から対応が必要となり、医療・リハビリテーションにつないだ」という事例が、必ずしも多くなかったと記憶している。もちろん、ほぼすべての症例で義歯の不具合による咀嚼障害等があったわけで、広くいえば摂食嚥下機能支援だったと思われるが、いわゆる嚥下機能に問題のある摂食嚥下機能障害に対する視点は当時の私たちには弱かったのではないか、というのが私の正直な感想である。

一九九五（平成七）年九月九日、昭和大学上條講堂において日本摂食・嚥下リハビリテーション研究会が開催され、主催者側の予想を大きく超え、当日、入場をことわるほどの反響を呼んだものの、当時まだまだ「摂食嚥下」という領域は、世間の多くの人の耳目を集めるだけのメジャーな裾野をもったものとは認識されていなかったと思う。

日本で、摂食嚥下障害とリハビリテーションについての書籍を出版された昭和大学金子芳洋教授（後に名誉教授）が、海外でのこの分野の知見を初めて日本に紹介され、発達期（獲得期）の摂食嚥下機能の重要性を発信してくださっていた。しかし、私はこの分野が、将来高齢者に関してこのように注目されるようになるとは、不明にも予測していなかった。

そして今日、地域包括ケアシステムの構築という国を挙げての取り組みの中で、医療と介護を継ぎ目なく連携させるという課題に対して、多職種連携のテーマの一つとして、「摂食嚥下機能支援」は、その最右翼の一つとして、多くの自治体で研修に取り上げられている。

以上の通り、要介護高齢者の在宅歯科医療というテーマが、国策としての在宅医療の推進に先駆けて現場で進められていたことは、保健所という公衆衛生機関の「地域の健康課題の発見」という機能の好事例であると私は考えている。そして、当時の保健師等が、私たちを在宅の現場に連れ出してくれたことに、心から感謝している。

## 九　生活者の視点とヘルスプロモーションそして、まちづくり

このころ、私はさまざまな症例の中から在宅医療というものの、ある意味本質的な部分を垣間見るような機会を得た。それは、生活の場に入っていくことが、実は医療の視点のみのアプローチから生活者の視点の重視を私たちに迫ることになる、ということである。

たとえば、次のような事例があった。

訪問の対象となったのは、脳梗塞の後遺症を有する80歳の男性であった。若い保健師が、そのKさんの担当であった。訪問の前に、彼女から次のような話があった。

「Kさんは、脳梗塞を発症されて片麻痺になられました。もともと頑張り屋でいらしたKさんは、リハビリに励まれたのです。ところが、その効果はあまり出ず、Kさんは結局リハビリをやめてしまったのです。私としては、なんとか続けてほしかったのですが」という内容であった。

とにかく、善は急げで、私は保健所の歯科衛生士と一緒に訪問してみることにしたのである。私たちがKさん宅に到着して、家の中に招き入れられ、廊下を過ぎて奥の部屋に通されるとき、私は家の中を目立たぬように観察させていただいた。というのも、家の中には、その家に「生活している人の様子が垣間見える」からである。

私は、在宅療養者の訪問歯科診療は、「その方の人生への訪問である」と考えている。家の中にはその人の生きてきた人生のさまざまな足跡が残されている。額縁に入った表彰状、家族との旅行の写真、好きだった詩など。それらの品々は、その人の人生、そして何よりその人にとって〝大切な何か〟をつぶさに表している。そして、その品々に関して話題を向けると、その方は急に生き生きと眼を輝かせて語り始めるのである。これは、ほとんどの要介護高齢者に共通する点である。

このことを、私は東京医科歯科大学医学部リハビリテーション科の竹内孝仁助教授（現在は国際医療福祉大学大学院教授）に教えていただいた。先生からは基本的な心構えとして、「訪問したら、まず世間話をしなさい」と言われた。

さて、話を戻す。Kさんは、その奥の部屋に座っていた。彼の本棚には、彼自身が書いたと思われるたくさんの書籍が並んでおり、大学で文科系の学問を教える教員だったことが一目瞭然であった。

私が彼の専門の話や本の話に水を向けると、彼は嬉しそうに語り始めた。そして15分か20分か話しただろうか、今度は私に、「君。君は今日、私に歯の磨き方を教えに来たのだろう。教えなさい」と話された。どうも、彼の中では大学の教員に戻った感じであった。彼の口腔内の義歯は、大変精密なものであり、私の母校の義歯の講座の助教授で部分床義歯（部分的な入れ歯）の大家でいらした先生が作られたものとわかった。私がその先生から教えを受けた不思議なご縁を話したところ、Kさんの眼がさらに輝いてくるのがわかった。

そんなこんなで、この日、Kさんはしっかりとブラッシングをしてくれた。彼の主訴が歯肉から出血するということであったので、保健所の歯科衛生士が丁寧にブラッシングの仕方を教え、彼は本格的にやる気になったのである。ひとしきりブラッシング指導が終わり、私たち一行も帰り支度を始めた、その時であった。K先生が、奥さんに向かって呼びかけた。

「おい。あれを持っておいで」。

私たちは暫し、その「あれ」というものが出てくるのを待った。

老婦人が持ってきたのは、2冊の本だった。それは、K先生の著作だったのだ。「これを持って行きなさい。もし、要らないなら捨ててもいい」と言われ、私は彼の著書を渡された。私はKさんからのメッセージが込められた本をお預かりし、お宅を後にした。

その本を早速読み始め、読み進めていくうちにドキドキした。なぜなら、その本には、Kさんの脳卒中の発病からの顚末が書かれていた。

彼は、発症当時この本を執筆していた。しかし、脳梗塞の後遺症で左手が動かなくなり原稿用紙を押さえることもできず、牛乳瓶に10円玉をたくさん詰めて、それを重石代わりに使ったと書かれていた。

そして最後に、死とは自身の可能性がなくなることであると書かれていた。

私は保健師、歯科衛生士と3人でカンファレンスを開き、Kさんの今後のことについて話し合った。脳梗塞から回復してきたものの、今はリハビリにも興味をなくし、可能性を自ら見つけ出しえないKさん。そんなKさんに、もう一度やる気を持ってもらおうというのが、私たちがたどり着いた作戦であった。

それから1カ月後、私たちはKさんのお宅へ伺った。廊下を抜けて、彼の部屋に入った瞬間に、彼の大きな声が聞こえた。

「先生、よくなったよ」と。

伺ってみると、彼はあの日以来、ブラッシングに精魂込めて取り組んできたのだった。そのことが明らかにわかったのは、彼がブラッシングをしている洗面台を見たときだった。その洗面台は、ベッドから歩いて少しの場所にあったが、なんと彼はイスに座ってブラッシングをするために、通常の鏡の下にもう一つ鏡を備え付け、歯みがきをしていたのだった。

彼は言った。「こんなに歯を磨くと、歯が風邪を引いちゃうよ。アハハハ」

彼は、歯みがきに自らの可能性を見出し、この1カ月間、真剣にいろいろ工夫したのであろう。鏡の位置を新たに変えて設置したのは、その工夫の一つに過ぎない。本来、彼は可能性を見出せば、努力をする人なのだ。いや、おそらく彼だけではないだろう。さまざまな障害や疾病を持っていても、自己の残された可能性を、皆自分で引き出したいと思っている。そんな彼が、この日はあまり面白い話をするので、私は嬉しくなって相槌を打ち続けた。

そして次の訪問日、勢いもあって、こんな提案をしてみた。

「先生（いつの間にか、私は彼をこう呼んでいた）。先生のお話はとても面白いので、保健所で講演会をしませんか?」

私の次なる作戦はこうであった。Kさんは脳梗塞で片麻痺ではあったが、もし外に出て社会交流をすれば、「寝たきり」高齢者にならないのではないか、と。

すると、Kさんはあっさりと「いいね」と言って、承諾してくれたのである。

そこからは、私の仕事であった。保健所に帰り、保健所長にその提案をしてみた。

「とても面白いことを話せる大学の先生が、家で寝たきりになりそうなんです。許可をいただければ、保健所で講演会をしてみたいのですが」と。

すると、所長はすぐ納得してくれ、Kさんが緊張するリスクも考え、勉強会のようなこぢんまりとした会にすることを逆に提案してくださった。

私はアイデアが具体化していくことの喜びを感じながら、さっそくKさん宅に赴いた。Kさんにその話をすると、思わぬ答えが返ってきた。

「矢澤さん、保健所のトイレはどうなっているの?」

「トイレ?」

私は何を聞かれているのか、よくわからず聞き返した。

するとKさんは、片麻痺の彼にとってトイレでの排泄は非常に難儀で、まず、トイレットペーパーの位置など、自分でちゃんとシモの処理ができるか気にしたのであった。今でこそ、多くの場所に障害者用の多目的トイレが設置されているが、当時はそういうトイレがすべての場所にあるわけではなかった。さらに、所内の手すりの形状がどうかなど、さまざまなことを聞いてきたのである。

恥ずかしながら、私はそのときまで、障害が彼の生活範囲や生活の自由度をどこまで妨げているのか、またそれに対して、彼がどのような工夫をしてきたのか、などということに全く思いを巡らすことはなかったのであった。それから、彼は障害者にとって日常生活の不便さを乗り越えるためにしている工夫や努力の多くを語ってくれたのである。それも、大変熱っぽく……。

私は感激した。彼がそこまで自らの生活の智慧を語ってくれたことを。しかし、感激はそこで終わらなかった。それから何日かして、彼から手紙が届いたのである。手紙の中身は、彼が前回語った「障害者から見て、現在の生活のどこに課題があるのか」について、今度は、ワープロで打ったレポートにして送ってきてくれた。私も本気にならざるを得なかった。

そんなとき、ちょうど私の自転車が壊れた関係で、保健所とわが家の中間ぐらいにあった馴染みの自転車屋に行った。そして世間話のついでに、今回の勉強会の話や保健所の歯科保健の話をしたのである。すると、自転車屋のご主人は興味深そうに聴いていた。

それから何日かして、私はその自転車屋さんの前を通ったときに驚かされたのである。なんと自転車屋さんの店先に大きな模造紙が1枚貼ってあり、そこには「引退寸前の競輪選手、噛み合わせの治療をして優勝！」という見出しで、噛み合わせの治療をしたスポーツ選手の運動能力がアップしたエピソードが書かれていた。そして、歯と口の健康の大切さをご自身の知識と絵心を駆使してポスターに創り上げ、貼りだしていたのだった。

この勉強会の企画の波及効果はそれで終わらなかった。私の中学時代の同級生が、保健所の近くでコーヒー豆屋さんを開業していたので、Kさんの勉強会の話をしたところ「いいねぇ。じゃ、僕はコーヒー豆を提供しよう」と言ってくれたのである。

私はこの一連の偶然の出来事から、ある一つの思いを持つに至った。それは、まちの人たちが、この要介護高齢者の勉強会という一つのイベントに、皆、何か自分の得意なことをもって参画してくれようとしたという事実である。この時、ソフト面の「まちづくり」というイメージを、おぼろげながら感じることができた。

この話は、残念ながら勉強会の開催を見ずに終わった。というのも、Kさんが程なく帰らぬ人となってしまったからである。大変残念ではあったが、Kさんは私の中に終生忘れえぬ貴重なエピソードを残して逝かれた。彼自身も口腔ケアに特別な思いを持ちつつ、最期を迎えられたのではないかと思う。

この事例は、訪問歯科という領域を通して、要介護高齢者が引きこもりになっていく過程を、逆に本人のやる気を引き出し社会参加させていく過程に変えていくことを目的に試行してみたものであった。同時に、その過程で地域の住民に発信した情報は、住民自身がそれを受け止め、応えようとしてくれるという思わぬ反応を引き起こし、まちづくりというものの姿の一つを示唆してくれた。

これらの一連の動きは、まさにヘルスプロモーション活動だということができる。それは、要介護高齢者に社会参加の機会を確保することで、高齢者自身が生き生きとしてくることを教えている。私たち行政の担当者は、その「環境づくり＝まちづくり」をしているということになると考えられた。

## 十　ナラティブなアプローチと自己と環境の一体性　―人間の顔をした医学への道―

前項で、私たちは一つの事例をたどりながら、疾病や障害を持ちながらも地域で生き生きとその人らしく暮らしていくためには、そのための環境づくり・まちづくりが重要なことを学んだ。またその前提として、住民そして患者さんを〝生活者と見る視点〟が重要であることに思いを馳せた。

その理由は、医療の視点で患者さんを見ていく限り、どうしても疾病の有無、治癒の可否が最も重要な指標となりやすい。ところが、超高齢社会の到来とともに、治療を行っても治癒しない疾病、固定化した障害、そして老化と共に低下していく機能など、医療に拠っても克服できない状態が多々出現してきた。これは、従来の価値観に基づけば医療の敗北として語られることが少なくなかった。しかし、本当にそうだろうか？

超高齢社会とは、病気や障害があってもその人らしく生きられる、すなわち「ＱＯＬ（Quality of life：生活・人生の質）の向上」がゴールとなり、「病気の治癒」がゴールとならない場合が少なくないということを、今一度、認識すべきときが来ているのである。その際に大切になってくる視点が、実はナラティブ（Narrative：物語として）な視点だということである。

ここで、今後の話の展開のために、ＥＢＭ（イービーエム・Evidence-Based Medicine：根拠に基づいた医療）と、ＮＢＭ（エヌビーエム・Narrative-Based Medicine：物語に基づいた医療）という概念について簡単に説明を加えておきたい。

ＥＢＭとは、数学的な分析の手法による根拠に基づき、患者さんに対する治療の可否を決めていく医療の方法である。今までのさまざまな論文を集めて研究してみると、この治療法を行えばこういった患者さんにはこのぐらいの治癒が見込める、ただしその際にはこのぐらいのリスクが伴う、といった情報の提供を行い、治療法の選択を行う医療である。

一方、ＮＢＭとは、患者さんの人生や価値観を含め全人的（患者さんまるごとという意味）に受け止めつつ、疾病や障害と本人の人生の関係性を決めていく医療といえる。

たとえば患者さんが悪性腫瘍の末期で、まだ可能性のある治療法があるとする。その治療を行えば、副作用も含め苦痛は伴うものの、治癒の可能性はゼロではないとしよう。しかし、患者さんは80歳後半。今まで、創業者として会社の発展のみにすべてを賭けてきた。妻と旅行をしたこともなく、子や孫との団欒もなかった。残されたこれからの時間とエネルギーをこの悪性腫瘍との闘いに傾けるのか、それとも、家族と共に国内旅行をしてかけがえのない時間を過ごすのかは、本人の価値観の問題であろう。

もし、彼が今までできなかった家族との楽しい時間を取るならば、緩和ケアを受けつつ、治癒を目的とした積極的なガン治療はしないという結論を導き出すかもしれない。それは、「自らが最も愛する人々との何物にも代えがたい時間」という人生の質（ＱＯＬ）を選んだということになる。

　故に、ＮＢＭに基づいた医療を行うためには、どうしても本人が持っている人生観、価値観、そして生きてきた歴史を理解し、寄り添う必要があるのである。

　この二つの医療の在り方は、必ずしも対立したものとして語るべきものではない。どんな治療を行うにあたっても、患者さんの価値観は重視されるべきだし、科学的なデータをベースに判断をすべきであるからである。しかし、なぜ今日、この二つが対比して語られる場面が多くなってきたかといえば、医療の行われる〝場〟の問題が少なくないと私は思う。

　外来通院は別として、入院して医療を行う病院という場においては、その性格上、どうしても患者さんの生活という要素を限定せざるを得ない。一方、特に高齢者を中心とした在宅医療の場は、本人の生活の場そのものに私たち医療者が入っていく以上、生活の視点を取り入れやすいことは明瞭である。

　しかし、ここで両者の是非を安直に結論付けたり、議論するのはやめよう。

　本書の中で訴えたかったことは、杉並区で保健所の保健師、歯科衛生士とともに在宅医療に関わったことから、ナラティブ（Narrative）なアプローチの大切さを多くの症例を通して学ばせていただいたということである。そして、その中から在宅という「環境」とそこに住み・生活する「患者さん」の不可分な関係を知ることができたことに感謝したい。なぜなら、これは大学院当時から常に摸索してきた、患者さんと環境を分離せず、それらの一体性を保持する医学の枠組みにきわめて近いテーマと思われたからである。

今後、それぞれの場における医療の在り方を摸索する上で、こういった視点の整理が不可欠なことを指摘しておきたい。そして、このことは本書の最後（第五章八節）でもう一度、考えてみたいと思う。

このＮＢＭとＥＢＭの関係についてさらに一言付言すれば、現実的な問題として、医療者そのものの患者さんとのコミュニケーションの取り方というスキルに大きく関わってくると思われる。繰り返しのようになるが、急性期病院で疾患の有無を効率的に、確実に決定するために、最新の医療機器による〝検査データ〟を主としてその評価を行う医療と、在宅医療のように、主に対話を中心として相手の〝価値観・人生観〟を確認しながら行う医療とでは、患者さんが受ける印象は、どうしても異なることはやむを得ない。

どちらにしても、患者さんがその医療の印象に〝人間らしさ〟を感じるかどうかは、おそらくその際の患者さんの満足度に影響を与えるに違いない。私は、あえて、そのような〝人間の温かさ〟を感じさせる医療を「人間の顔をした医学」と呼んでみた。

これも、もしかすると、〝キュア（Cure）〟から〝ケア（Care）〟へと叫ばれてきたことと同じ文脈なのかもしれないと思うのである（**文献3～5**）。

# 第二章　8020運動の源流

## ―8020運動の誕生まで―「8020」という目標は、なぜ成功したか？―

一九八七（昭和六十二）年のある日のことだった。厚生省（当時）から電話をいただいた。用件は、わが国の成人歯科保健の課題と対策を議論する検討会を厚生省として立ち上げるので、委員になってもらいたいというものであった。

まったく経験のない、また無名の私を指名してくれたことに感謝して、「はい」と即答したものの、少し考えてから大いに困った。まず、このような国レベルの会議の委員になったことがないので、どのように発言をしたらいいのかと、悩んだのである。

そこで、今回の検討の中で、何か一つ後に残せるものがあるといいと考えた。私たちの仕事のやり方において、重要だと思っていることの一つに、一連の仕事の〝どの部分〟に目標を絞ったらよいかを見定め、そこにエネルギーを集中させること、すなわち獲得目標を決めることがある。つまり、この場合でいえば、成人歯科保健の問題全体をなんとかしようと考えても、結局総花的になり明確な結果が出にくいので、何かあるポイントに絞って答えを明確にしようという発想である。

そのポイントの選択と会議での発言の仕方について、公衆歯科衛生の恩師である愛知学院大学歯学部名誉教授　榊原悠紀田郎先生と、私たちの研究会活動の仲間に相談することにした。当時、私たちは成人歯科保健の目標・ゴールについて種々議論をしていたので、その議論の結果を端的に委員会で伝えるにはどのようにしたらよいか、お尋ねしたのであった。すると、榊原先生の回答は案外シンプルで、第1回目の会合でしっかりと主張すべきことを、委員の皆さんにお伝えするための方法をご教示いただいた。

それには、何より、座長に伝えたいその意図を事前にレクチャーしておくべきとのアドバイスであった。第1回目の委員会の前に、座長であった東京医科歯科大学歯学部　砂田今男教授（日本歯科医学会会長・当時）のお部屋を訪ねた。そして、抜けた歯の本数と食品の噛め方の度合いとの関係性をわら半紙に描いたグラフなどをお見せしながら、今後の歯科保健の目標値を決めることの大切さを提案したいとお伝えした。砂田教授は、じっくりと話を聞いてくださり、その重要性をご理解くださった。最後に、私が教授室を辞す時、ドアの所で以前の教え子に対して丁寧にお辞儀をしてくださったのが、先生のお人柄を表していて印象的であった。

以前から榊原先生には、公衆歯科衛生活動に際して、このような〝動き方〟をアドバイスしていただいており、私たちは、そのような現場での智慧をたくさんいただいたものである。それらは、先生御自身が戦後の歯科保健・医療の改革の中枢にいらして、国の動きを〝つくる〟という役回りをたくさん経験されてきたからであろうと、尊敬の念を禁じえなかった。

私は先生から教えていただいた通り、前述の事前準備を行い、成人歯科保健対策検討会の第1回目の会合に臨んだ。会議では、現在の成人歯科保健の目標を「80歳で抜けた歯の本数を10本以下に」とし、そのための運動を「8010（ハチマル・イチマル）運動」という名称で提案させていただいた。

実は、この8010運動の発想の発端は、一九八七（昭和六十二）年二月、「厚木ワークショップ」という名称で、厚木市婦人会館で開催された会合であった（**文献6〜11**）。参加者は、行政、大学、歯科医師会など、さまざまな分野で、当時歯科保健とりわけ成人・高齢者歯科保健に携わり、またその分野を開拓してきた人たち30人ほどであった。

ワークショップのテーマは、当時老人保健法に、私たちが期待した成人の歯科健康診査が導入されなかったことから、この成人歯科保健の分野を、今後どのような方向性に向け進めていけばよいのかということであり、その課題を明確にし具体的な対策を考えるというものであった。

3日間のワークショップで、まず豊田市における住民の調査結果が示され、「酢だこ」の写真を見せた高齢者で「噛める」と答えた人たちの属性が、抜けた歯の本数が10本以下であった、というエビデンスが示された。この結果、上述の「80歳で抜けた歯の本数を10本以下に抑えよう」と言う目標が示されるとともに、その中間的な目標として、「50歳で抜けた歯の本数を4・6歯以下に抑える」というものが設定されたのである。読者の中には、4・6歯という小数点以下の数字がついた歯の本数に違和感を覚える方が多いと思うが、1人の持つ歯の本数を平均値として割り算で出す関係で、やむを得ずこのような表現になってしまうことをご理解いただきたい。

具体的な方策として、現状のまま成人歯科健診が導入されないならば、まずは、住民への普及啓発の手段としての健康教育、保健指導を徹底して行っていこうということになった。健康教育の内容は、現場で、実際に住民に教育を行っている保健所の歯科医師、歯科衛生士を中心に検討を行った。その厚木ワークショップの結果を持って、私は前述の第1回成人歯科保健対策検討会に臨んだのであった。

そして、人生80年時代には、歯科保健においても到達目標が必要であり、それは、「80歳で抜けた歯の本数を10本以下に抑えよう」というものが妥当ではないかと提案した。

その日の会合が散会した後、委員が部屋から退出する際、私の横に、厚生省の審議官がスッと寄って来られた。そして一言、「矢澤委員、この８０１０運動って、ヒットするかもしれませんね」とおっしゃった。私は、その時は1回目の会合が無事に終わった開放感で、その言葉を十分味わって考えるほど、頭が回らなかった。30年経った今日、８０２０運動が日本を代表するヘルスプロモーション運動のモデルとして、内外に評価を得ていることを考えると、まさに審議官の指摘は正鵠を得ていたといえよう。

しかし、歴史と言うものは面白いものである。８０１０運動は、第2回目の検討会で８０２０（ハチマル・ニイマル）とその名称を変えることになる。それは、私の関わった範囲では次のような経過によってであった。

第1回目の会合から第2回目の会合の間には、一定の期間があった。その間に、ある公衆衛生関係の学会が開催され、その中で、８０１０運動のことが話題になったと伝わってきた。ある方が、「８０１０運動という、80歳で10本の歯を〝残す〟という目標が提案されたようだが、面白いと思う」と応援演説をしてくださったというのである。その話が伝わってきて、私たちはハタと考えてしまった。もちろん、その先生が８０１０の意味を取り違えて発言されたわけだが、そのことから、私たちは「抜けた歯」の本数を主に考えて推進するのがよいのか、「残っている歯・現在ある歯」の本数でいくのがよいのか、という選択を迫られることになったのである。

厚木ワークショップでも、喪失歯数というネガティブな表現ではなく、現在歯数（現在ある歯の数）として「残そう歯、80歳で20本」という意見も出されていた。その時には結論は出なかったが、こうなってみると、公衆衛生の専門家でも勘違いするぐらいなら「残った歯の本数・現在ある歯の本数」でいった方がわかりやすいし、前向きなのではないか、と皆で相談した。

そして、80歳で20本の現在歯数を目標とすることに変更したいと、第２回目の検討会の席上で、発言させていただき、８０１０を８０２０とすることでご了解をいただいたのである。これが、８０２０運動の名称が国の会議の場で提案された経緯と考えて概ね間違いはない。

しかし、歴史とは、さらに不思議なものである。先の豊田市での調査を実施した愛知県および愛知県歯科医師会は、県民の歯科健康水準として「８０２０」を、一九八八（昭和六十三）年に提案しており、私はその話を第２回検討会の後に聞くことになる。この偶然のような一致は、実は、ある意味必然的な成り行きともいえることだった。

なぜなら、当時の愛知県歯科医師会には、愛知学院大学歯学部で榊原悠紀田郎教授から公衆歯科衛生の薫陶を受けられた方々もたくさんおられたであろう。さらには豊田市における調査事業自体、榊原先生とその弟子である石井拓男先生による、80歳で歯の残存歯数と噛める食品との関係を明らかにするという目的を基に出発していたからである。８０２０運動誕生に関わられた愛知県歯科医師会の功績を、ここに記しておきたいと思う。

経緯はともかく、８０２０という理念と目標が、その後、日本の歯科保健・医療の一つの道しるべとして重要な働きをしたことが、何より肝心だったと思うのである。

成人歯科保健対策検討会は、その後も継続して、さまざまな議論があった。私もこの会合で保健所の歯科保健活動について報告させていただき、その際、初めて保健所に入って訪問したあの要介護高齢者の方の口腔内の写真を使って、在宅歯科医療の重要性に言及させていただいた。そして、検討会は諸施策を盛り込んだ答申をまとめ、一九八九（平成元）年十二月、成人歯科保健対策検討会中間報告として発表された。

少々びっくりしたのは、次の日の新聞各紙に、「成人歯科保健対策検討会中間報告発表～８０２０運動を提案～」というような記事が、扱いに大小の差はあったが一様に取り上げられたことであった。国の動きが、即メディアに直結する様子を間近で見て、やはり、国の役割

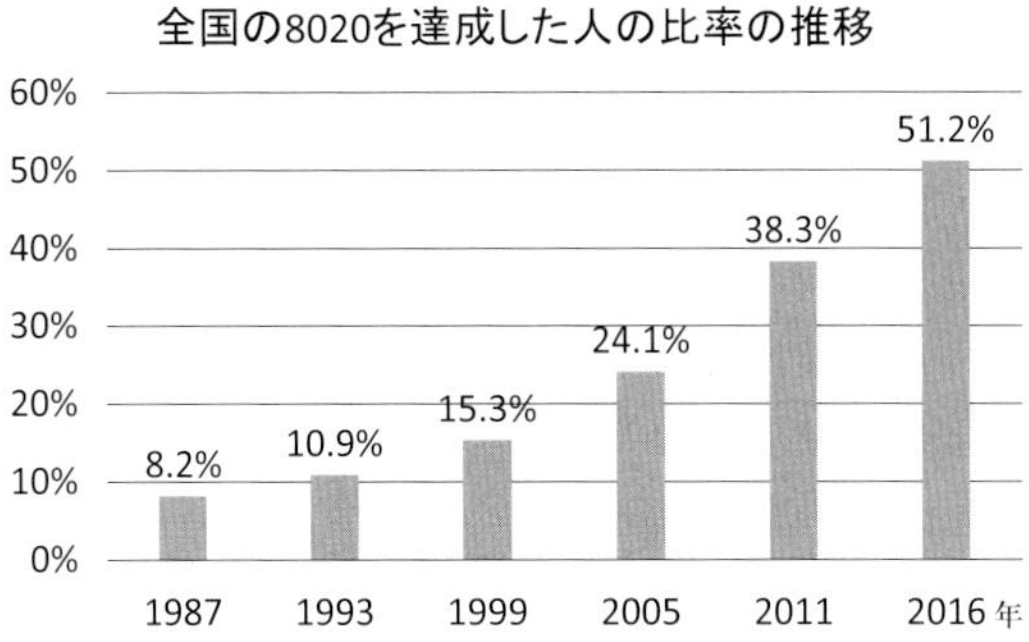


**図 5**　8020 の人が 50％を超えました！

の大きさを今さらながら再認識した。この中間報告書は、さっそく大きな影響力をもたらし、厚生省は次年度、８０２０関連の予算をつけ、全国の都道府県が成人歯科保健を進める大きな駆動力となった。このあとの展開については、たくさんの文献に書かれているので、あえて詳述は避ける（**文献10、12〜14**）。

その後、８０２０という名前を冠した財団が設置され、今日、厚生労働省の歯科疾患実態調査に拠れば、四半世紀余り後の二〇一六（平成二十八）年に、とうとう８０２０達成者が51・2％と、国民の半数以上になるという快事が報告され、まさに８０２０運動は、ヘルスプロモーションの効果をあげた事例として語られるようになったのである（**図5**）。

この８０２０運動というスローガンが決められる際、「目標」という観点から、榊原先生はその適否を見分ける要件として次の3点をあげている。①その事柄が論理的であること、②達成できる範囲であること、③大衆にとってわかりやすいこと、の3つであり、8020という目標がこの要件を満たしているとされた（**文献15**）。

この原則に沿って、さらにこの運動のたどってきた歴史を見た時、その成功の要因を改めて考え、次の6つをあげてみたいと思う。

（1）エビデンス（根拠）のある目標 〜科学的行政としてエビデンスが重要であった〜

（2）QOL（Quality of life：生活の質・人生の質）を指向した目標 〜社会がQOLを求めるという時代性とマッチした〜

（3）医療・福祉などの多職種が共有できる目標 〜日本歯科医師会はじめ、さまざまな関係者の努力が功を奏した〜

（4）歯科医療の進歩と予防指向の時代性への適合 〜歯科医療が進歩することにより、歯を抜かずに残すという方向に進み、患者の側も予防重視にシフトした〜

（5）語呂がよくて言いやすく、できそうな目標 〜8020運動という名称と内容が、社会一般に広く浸透しやすかった〜

（6）特定の個人・団体のアイデア・発案という色がつかず、国の会議の報告から出された

目標 ～目標・運動の中立性～

（1）～（5）については、特に説明は不要であろうが、（6）についてだけ少し説明したいと思う。

前述したように、実は８０２０運動が生まれるまでに、多くの方々のそれぞれの努力があって形になっていったのである。しかしながら、榊原先生は、それらの経過を語ることに関して、あえて次のように厳命された。

「この運動や目標は、誰が言ったかというようなことは、この運動がしっかりと定着するまでは、わからないようにする方がよい」とおっしゃり、そういった修飾語抜きで国から発出することが、このような国民的運動が成功する秘訣であることを述べられた。その教えを忠実に守り、８０２０運動開始から30年を経て、今、こうやってその経緯を振り返れるところまできて思うことは、まさに、運動の中立性を大切にしたことが、多くの方々の支持を得られた大きな原因の一つであろうと思うのである。

以上、８０２０運動の発展の要因について考えたが、その妥当性の検証は、しかるべき学会や大学等の研究成果に期待したいと思う。

さて、成人歯科保健対策検討会という会議そのものについて、もう一言付け加えると、この検討会は、特に最終報告を出さなかった。中間報告の中で8020運動を提案でき、また、それ以外にも、歯と口の健康と全身の健康との総合的な研究を進めることなど、その後の歯科保健施策の推進に大きな影響を与える提言が盛り込まれ、そのことから、国家予算にも直結したため、おそらく最終報告という形が必要なくなったからである。

以上、このような会議に参加したことで、貴重な経験を与えられたと感謝している。また、公衆歯科衛生に従事する上で、たくさんの学びを得られたと思う。

一般的に、行政における会議は必ず獲得目標を明確にし、そのための委員構成、情報収集、座長の選定、会議の進行の方向性など、会議の実施に当たっては、さまざまな準備が必要である。行政においては、会議の成否は、その後の当該分野の発展に大きく関係するからである。こういった会議に関する方法論も、今後、さらに研究されてよいと思う。

この8020運動誕生の経緯を振り返ってみる時、当時の厚生省の事務局の方々が、どのようなシナリオを書かれ、その通りの方向に沿って会議が進んだのかどうかは、私の立場では知る由もない。

しかしながら、前述の厚木ワークショップに遡ること4年前には、社会歯科医療問題研究会において、国の歯科保健・医療の政策形成に大きな影響を持つ方々（榊原悠紀田郎、宮武光吉、石井拓男等の諸先生方）が集まって議論を行っている。その内容は、当時の国民の歯科的状況を分析して、成人の歯科保健管理の目標について検討すべきという結論を導き出していた。このような事実を見ても、さまざまな人々の思いと行動の下地が、成人歯科保健対策検討会の開催までにあったことは想像できる。それは、老人保健法から歯科が外れたことに対する強烈な危機感が、行政の歯科関係者等に強い問題意識を抱かせたことに因ったのだと思う（**文献7**）。

こうした、わが国の歯科保健の未来を真剣に考えた関係者の情熱的な思いと取り組みの積み重ねが、国の会議開催と見事に符合したのではないか、と私は思っている。

厚生省の宮武光吉歯科衛生課長は、後日世界歯科医師会（ＦＤＩ）の年次大会で８０２０運動について報告し、日本という国が８０２０というスローガンを展開しているということ、それは取りも直さず、80歳まで生きられることを前提とした目標を設定できる長寿国であるということで、その素晴らしさに対して、世界の関係者が改めて感嘆したという。まさに８０２０運動は、日本の歯科保健を代表するムーブメントとなったのである。

最後に、榊原先生が８０２０運動の持つインパクトについて、次のように記した言葉を紹介して、この項を閉じたい。

「今の８０２０運動が強いインパクトを与え、訴える力が強いのは、この運動が実際に『噛み方スケール』による調査結果を土台にした揺るぎないＥＢＭ（根拠に基づいた医療：著者注）に基づいていることと、それが打ち出されたのが公衆歯科衛生の現場に関わっている大勢の人たちの長期にわたる熱心な研修の中の話し合いから生まれたことによっているためであろう、と思われる。何にしても、現場で動いている人の知恵の出し合いの中から本物が生まれるということがこれほど明確に示された例は珍しいし、どんなことにしても、同じ志を持つ人達の絶え間ない相互研修は蔑ろにしてはならないと思う」（**文献9**）

## 二　８０２０を達成するための戦略

この８０２０運動の開始とその後の展開は、成人歯科健診の導入に向けての種々の取組みと平行して進められた。当時、ＷＨＯが、ＣＰＩＴＮ（Community Periodontal Index of Treatment Needs）という指数を導入するということで、その最先端の情報を入手された北海道の苫小牧保健所の鈴木恵三先生、そして、神奈川県の藤沢保健所の北原稔先生らが、現場からさまざまな報告をされた。特に、北原先生が、一九八三（昭和五十八）年十一月の第71回ＦＤＩ年次世界大会の関連プログラムの中のミーティングで報告をされたのは、私の記

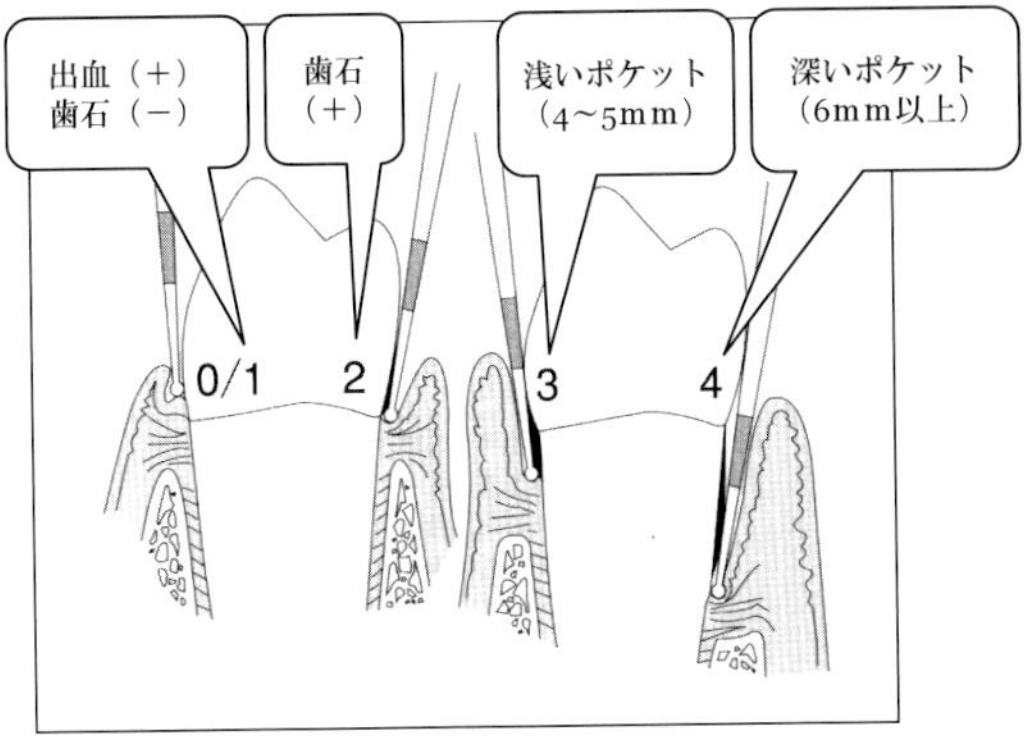


**図6**　歯周病の検査のための指数（CPITN）

憶に鮮明に残っている。

この指数は、日本語に訳すと「地域歯周治療必要度指数」というような訳語となり、**図6**のような特殊な形態の探針を用いて、コード0から4までの5段階で評価を行い、検査を受けた人のデータを集計し、その上で、その地域の歯周病治療に必要なマンパワーなどの必要量を推計するものであった。ちなみに、コード0は所見なし、コード1は探針を挿入したことによる出血があり、コード2は歯石の沈着があり、コード3は歯肉と歯の間に浅いポケット（4～5㎜）があり、コード4は深いポケット（6㎜以上）がある、という分類であった（**図6**）。このコードに対応して、コード1以上を持つ人に対しては歯みがき指導などの健康教育が施され、コード2以上に対しては歯石除去、コード3以上に対しては簡単な歯周治療、そして、コード4以上は歯周外科手術を伴う複雑な歯周治療を施す、というような対策をたてようというものであった。

そして、成人歯科健診が導入された際には、保険診療でそれを管理していくという考えで、歯周疾患の管理料が設定されたものであった。

ところが、期待されていた老人保健法の改正に伴う成人歯科健診の導入は見送られることになった。唯一、参議院の付帯決議として、成人の歯科健康教育、歯科保健指導が加えられるに留まった。保健事業と保険診療を連動して、歯の健康を守るという戦略は非常に有効と考えられたが、結局は、先送りになった。

そこで、当面は成人の健康教育、保健指導を保健事業の現場で進める取り組みに力を注ぐことになった。この頃、榊原悠紀田郎先生の編集で、大学、行政、歯科医師会関係者が中心となって執筆し、『老人保健法に基づく歯の健康教育、歯の健康相談の担当者となったら』（**文献15**）というマニュアル的な書籍が出版された。この書籍は、都道府県や市区町村の現場で頑張っていた保健関係者あるいは、歯科医師会の公衆衛生担当の先生方、そして、第一線で活躍していた歯科衛生士にとっては、大変助けになったと思う。この中でも述べられているが、当時は、成人対象の歯科の健康教育を保健センターに人を集めて実施しようとしても、参加者が集まらなくて困った。ひどい時は、参加者数が一桁などという講演会も珍しくなかったのである。そこで、私たちは、健康教育を大きく二つに分けて考えることにした。

一つは、歯の健康についての話を聞くという目的で、参加者を募るという講演会であった。そしてもう一つは、歯の健康など、ほとんど関心を持たないような人たちが、別の目的で集まった会合等で、歯の健康教育を行うというものであった。

前者は、「歯周病予防教室」などという名称で開催した。そして後者は、たとえば保健所の食品衛生の講習会で呼ばれた飲食店の経営者の方たちに、本題の話に付け加えて、歯の健康教育を行うというものであったり、もっと大規模なものとしては、地域の健康まつり的なものの中で情報提供を行った。

もちろん、後者の企画は、もともと歯科の病気に対して関心が薄い人たちに対して話をするのであるから、耳を傾けてもらうため、話の初めを〝住民にとっての身近な関心事〟からスタートしなければならないと考えた。たとえば、誰でもが関心を持つ生活の中での話題、すなわちオリンピックの時期であればオリンピック選手の歯の話、あるいは話題になった有名人にまつわる話などである。このように考え、歯の健康教育を行う場を確保していった。

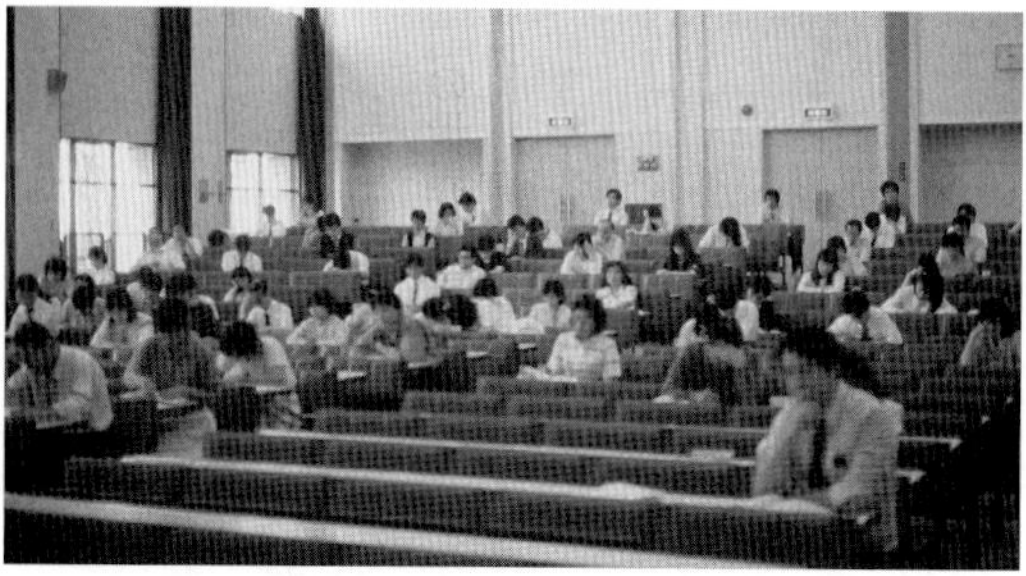

図7　ある場所で行われた講演会の風景。全員が下を向いている

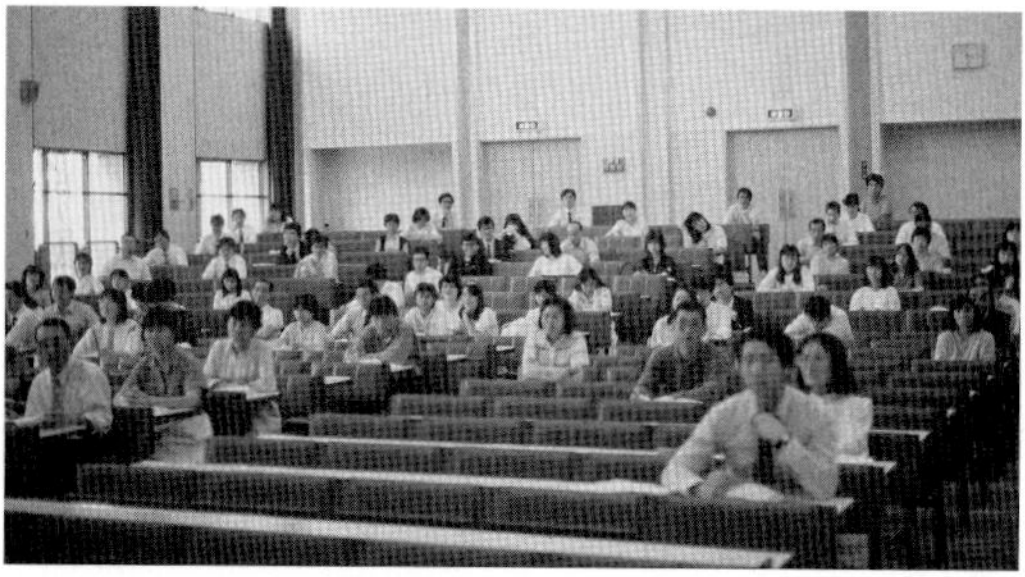

図8　30分後の同じ聴衆。全員が顔を上げている。この違いは何か？

余談になるが、**図7**は、ある場所で行われた講演会の風景である。よく見ると、ほぼ全員が下を向いているのである。次に、**図8**は、同じ講演会の同じ参加者だが、約30分後で、全員がしっかりと顔を上げており、そして身を乗り出して受講しているのがわかる。

種明かしをする

と、これはある研修会中のシンポジウムの会場の風景である。前者の写真で講師をしている人は、ご自分の仕事の内容を〝単調に講義〟していたのである。では、後者の写真はどうかというと、ご自分の仕事を〝生き生きと、クリエイティブに語っていた〟のであった。さらにタネを明かすと、後者の講師は、当時、墨田区の保健所に勤務していた環境監視員の村瀬誠氏であった。

村瀬さんは、後に（第二章七節）詳しく紹介するが、知る人ぞ知る「都市における雨水利用の世界的第一人者」で、代表的な仕事の一つとして、両国の国技館の屋根に降った雨を生活用水に使うという水循環の仕組みを作った人である。彼の仕事への情熱は第一級で、何気ない生活の中での事象や疑問を、学問的な研究にまで押し上げてしまうというきわめて優れた行政マンであった。そんなわけで、後者の講演は人を惹きつける魅力に富んでいた。こういう話に対して聴衆は、それが自分の関心事でなくても眼を輝かせて聴き入るのである。

このような例を見ながら、さまざまなことを考えさせられた。つまり、健康教育を受ける側の住民は、何も「健康のため」だけに生きているわけではない。だとすると、住民の関心の高いものと健康との関係の中から、上手にその関係性を見せていくことが、身を乗り出していただくための〝方法論〟なのではないかと。

以前、国立公衆衛生院（現保健医療科学院）の西三郎先生という公衆衛生の大家が、専門職の全国ワークショップ（夏ゼミ・詳しくは次の項で）の席上で、主催していた私たちに対して、「住民をこのセミナーにお呼びして話を聞き、住民の目線や気持ちを十分に理解しなさい」という意味のアドバイスをされたことが思い出される。

これは、「住民の目線や立場に立って物を考える」ことの大切さを強調されたことで、公衆衛生に従事する私たち専門職が陥りやすいこと、すなわち「住民の視点」を忘れて「専門家の視点」に陥り、独りよがりになってしまうことを戒める意味だったと思う。

ともあれ、健康に関する情報発信や健康教育においては、住民の視点を大事にしなければならないことを、私たちは改めて実感させられた。

話はさまざまな方向に飛んだが、その後、念願だった成人歯科健診（歯周疾患検診）の導入は、現実のものとなったことを付言する。

## 三　自主的な勉強会活動が人材育成の源泉　―夏ゼミ（地域歯科保健研究会）について―

一人職種とか、少数職種という言葉がある。行政内にその職種がたった一人、あるいは数人というような場合をいう。行政における歯科専門職、すなわち、歯科医師・歯科衛生士は、医師・保健師に比べて行政内では絶対数が少ない少数職種であるといえる。そのため、私たちが行政に入った頃、さまざまな疑問があっても、教えてもらえる先輩や仲間が少なかったというのが実感であった。そこで、人数の少ない私たちが力を蓄え、お互いに切磋琢磨できる、すなわちエンパワメント（力を与えること）できるための集まりを、この分野の先達だった神奈川県の保健所の北原先生らが始めてくれた。

この勉強会は、地域歯科保健研究会と称し、毎年夏に行うことから通称夏ゼミと呼ばれた。第1回目は一九八三（昭和五十八）年の夏、藤沢保健所を会場にして行われた。当時、神奈川県の保健所には、全所に歯科医師が配置されていたことから、神奈川のメンバーを中心として、そこに全国の同志が集い企画・実施された。この夏ゼミは、今日でも継続しており、通算30数回を重ねている。そして、この自主的な勉強会の活動は、前述の８０２０運動誕生に大きな影響を及ぼしたり、また、全国津々浦々に分散して勤務する自治体の歯科専門職の人材育成、ネットワークづくりに貢献した。このことは、公的な歴史にはあまり語られない部分ではあるが、重要な活動として日本の公衆歯科衛生の前進に寄与したと思っている（**文献6〜11、13、15**）。

この研究会では、草創期から、どの学会でも取り上げられたことのないような現場的なテーマ、あるいは国の直近の動きを敏感に察知してその実現のための戦術の摸索、さらには、日本の地域歯科保健の展望をいかに描くかといった、未来を語るような創造的なテーマが掲げられ、その〝問題設定〟そのものがきわめてユニークであった（**表1**）（**文献16を改変**）。

さらに、夏ゼミのワークショップはグループワーク形式で行われ、組織上の役職の上下に全く関係なく、語りたいだけ語るという、当時にしてはきわめて珍しい参加型の研修会を作り上げていった。今日、地域包括ケアを推進するために、多職種連携の研修会が、全国の自治体・医師会等で、グループワーク形式によって行われるようになったが、実は、夏ゼミは、その最も「はしり」の一つであったと言って間違いない。

そして、この会のモットーは、榊原悠紀田郎先生の「第一級の知識を吸収せよ」との教えを忠実に守り、その分野の第一人者に講師となったいただき、本物の知識・学問を伝授していただくことを目指していた。さらに、8回目からは、開催地を神奈川県から他の地域に毎年移し、その地域の中でゼミ長を選出し、そのゼミ長を中心として、「何を学びたいか、何を議論したいか」を決めていくという手作りの勉強会として継続・発展していった。

この勉強会の手作りの資料が、後年論文になり、多くの文献に引用されるものとなった「かかりつけ歯科医機能に関する住民と歯科医師の意識の違い」（**図9**）に関する調査であった。

**表 1　地域歯科保健研究会（夏ゼミ）の歴史**

| 開催年 | 開催回 | 開催地 | テーマ（ゼミ長） |
|---|---|---|---|
| 1983（昭和 58）年 | 第 1 回 | 神奈川県 | 保健所歯科夏期集中錬成ゼミナール～問題点整理・実践マニュアル～（北原稔） |
| 1984（昭和 59）年 | 第 2 回 | 神奈川県 | 公衆衛生を 10 倍楽しく進めるために（新公衆衛生歯科戦略）（北原稔） |
| 1985（昭和 60）年 | 番外（冬ゼミ） | 北海道 | ＜冬ゼミ（苫ワーク）＞CPITN ワークショップ～CPITN を主体に成人の歯科保健対策を考える～ |
| 1985（昭和 60）年 | 第 3 回 | 神奈川県 | 公衆衛生従事者として、何をなすべきなのか？～地域と生活が見えるか？～（北原稔） |
| 1986（昭和 61）年 | 番外（冬ゼミ） | 愛知県 | ＜冬ゼミ（なごやかワーク）＞成人歯科検診の問題点を探る～いよいよ CPITN 巷に出現～ |
| 1986（昭和 61）年 | 第 4 回 | 神奈川県 | 明日の歯科保健の夢を語ろう～君も、あの公衆衛生山脈に登ってみないか！～（北原稔） |
| 1987（昭和 62）年 | 番外（冬ゼミ） | 神奈川県 | ＜冬ゼミ（厚木ワークショップ）＞老人保健法における歯科保健事業の効果的な進め方～めざそう 80 歳欠損 10 歯まで～ |

| 開催年 | 開催回 | 開催地 | テーマ（ゼミ長） |
|---|---|---|---|
| 1987（昭和 62）年 | 第 5 回 | 神奈川県 | 公衆衛生のブラッシング戦略～住民の歯の健康は誰の手に…今、再びブラッシング指導を見直そう～（福田順一） |
| 1988（昭和 63）年 | 第 6 回 | 神奈川県 | 8010 を切る～老健時代の新公衆衛生戦略と現場活動～（福田順一） |
| 1989（昭和 64）年 | 第 7 回 | 神奈川県 | 地域歯科保健の将来構想と生涯歯科保健体制を考え、今、あなたに求められるものは？～体験しよう寝た老磨き～（福田順一） |
| 1990（平成 2）年 | 第 8 回 | 大阪府 | 歯科保健事業ビデオ診断会～あなたの歯科保健事業は健康ですか？～（今西秀明） |
| 1991（平成 3）年 | 第 9 回 | 東京都 | 8020ー世界に問う日本型公衆歯科衛生～不思議発見！日本と世界の公衆歯科衛生～（矢澤正人） |
| 1992（平成 4）年 | 第 10 回 | 愛知県 | 今、子供の環境を考える～もっと減る！日本の子供のむし歯～（若林幸枝） |
| 1993（平成 5）年 | 第 11 回 | 神奈川県 | 描いてみよう新しい歯科保健活動の姿～地域保健法からヘルスプロモーションの間～（福田順一） |

| 開催年 | 開催回 | 開催地 | テーマ（ゼミ長） |
|---|---|---|---|
| 1994（平成 6）年 | 第 12 回 | 群馬県 | 地域歯科保健医療におけるインフォームド・コンセント～インフォメーションとコンセンサス～（小泉信雄） |
| 1995（平成 7）年 | 第 13 回 | 滋賀県 | 一人で悩むな！ 8020 への道～盲点・学校歯科保健をその気にさせるには～（井下英二） |
| 1996（平成 8）年 | 第 14 回 | 福岡県 | 歯しらんか？　オッショイ　みんなで 8020～新規事業企画立案、8020 里づくり～（十亀輝） |
| 1997（平成 9）年 | 第 15 回 | 東京都 | かかりつけ歯科医って何だ～独自調査からかかりつけ歯科医機能支援を考える～（長田斎） |
| 1998（平成 10）年 | 第 16 回 | 北海道 | 21 世紀のケアからヘルスまで～口腔ケアと 8020 のつぼをさがそう～（和田聖一） |
| 1999（平成 11）年 | 第 17 回 | 島根県 | 歯科保健のシステム（私捨夢）づくり～システム思考を学ぼう！～（梶浦靖二） |
| 2000（平成 12）年 | 第 18 回 | 東京都 | 今、その姿を現す、新たな口腔保健の幕開け～21 世紀の 8020 は、口腔から全身へ～（北原稔） |

| 開催年 | 開催回 | 開催地 | テーマ（ゼミ長） |
| --- | --- | --- | --- |
| 2001（平成13）年 | 第19回 | 愛知県 | 健康寿命を伸ばすのは歯だ！～全身健康と口腔健康の関連～　（井後純子） |
| 2002（平成14）年 | 第20回 | 宮崎県 | みつけよう！新たなるつながり！？ 2002～フッ素から考えるネットワークづくり～　（森木大輔） |
| 2003（平成15）年 | 第21回 | 岡山県 | 活用しよう！健康増進法～健康増進法からひろがる健口増進～　（鳩本清美） |
| 2004（平成16）年 | 第22回 | 埼玉県 | 21世紀版『都道府県・市町村における歯科保健業務指針』を作ろう！　（遠藤浩正） |
| 2005（平成17）年 | 第23回 | 奈良県 | 住民に喜ばれる成人歯科保健対策とは何か！～何で受けない成人歯科検診、どうしたら受けるの？～　（堀江博） |
| 2006（平成18）年 | 第24回 | 神奈川県 | 介護新時代の地域歯科保健～口腔機能向上のまちづくり大作戦～　（関根佳代子） |
| 2007（平成19）年 | 第25回 | 広島県 | 今こそヘルスプロモーション～医療と介護の制度改正の中で歯科保健は～　（宮城昌治） |

| 開催年 | 開催回 | 開催地 | テーマ（ゼミ長） |
|---|---|---|---|
| 2008（平成 20）年 | 第 26 回 | 北海道 | 北の大地で夏ゼミ版「歯科保健法（仮称）」をつくろう～私達が考える歯科保健法のあんこ～（秋野憲一） |
| 2009（平成 21）年 | 第 27 回 | 千葉県 | いま、歯科保健医療が地域・社会から求められていることは～人を幸せにするために、歯科から何ができるのか～（吉森和宏） |
| 2010（平成 22）年 | 第 28 回 | 静岡県 | みんなで新しい歯科保健事業を企画しよう～歯科保健事業仕分けから～（石川昭） |
| 2011（平成 23）年 | 第 29 回 | 愛知県 | 集まれ・夏ゼミ集会～ようこそ白熱教室！「開けてビックリ玉手箱」～（井後純子） |
| 2012（平成 24）年 | 第 30 回 | 神奈川県 | 夏ゼミ 30 年の歩みとこれからの地域歯科保健～みんなで料理しよう！歯科口腔保健推進法～（北原稔） |
| 2013（平成 25）年 | 第 31 回 | 岩手県 | 地域歯科保健の旗振り役は誰ですか？～保健所、市町村保健センター、口腔保健支援センターの役割～（栃内圭子） |

| 開催年 | 開催回 | 開催地 | テーマ（ゼミ長） |
|---|---|---|---|
| 2014（平成26）年 | 第32回 | 東京都 | 地域包括ケア時代のコミュニケーション力（椎名恵子） |
| 2015（平成27）年 | 第33回 | 滋賀県 | 継承（若栗真太郎） |
| 2016（平成28）年 | 第34回 | 千葉県 | 行政歯科衛生士“力”をアップせよ！～歯科衛生士のキャリアラダーを考える～（高澤みどり） |
| 2017（平成29）年 | 第35回 | 愛知県 | つなぐ～今までとこれから、未来に向かって歯科口腔保健法に息吹を吹き込む～/災害時の口腔ケアを考える～発災時を想定し、行政が平時に準備すべきこと～（佐藤和子　井後純子） |
| 2018（平成30）年 | 第36回 | 長野県 | 健康長寿な街づくり～歯科専門職として携わる～/災害対策について～DHEATへの歯科の係り～（永井明子） |
| 2019（令和元）年 | 第37回 | 秋田県 | 行列のできる口立相談所～秋田で生まれるあなたの街の歯科びじょん～/災害対策～行政の歯科専門職としてすべきこと～（田所大典） |

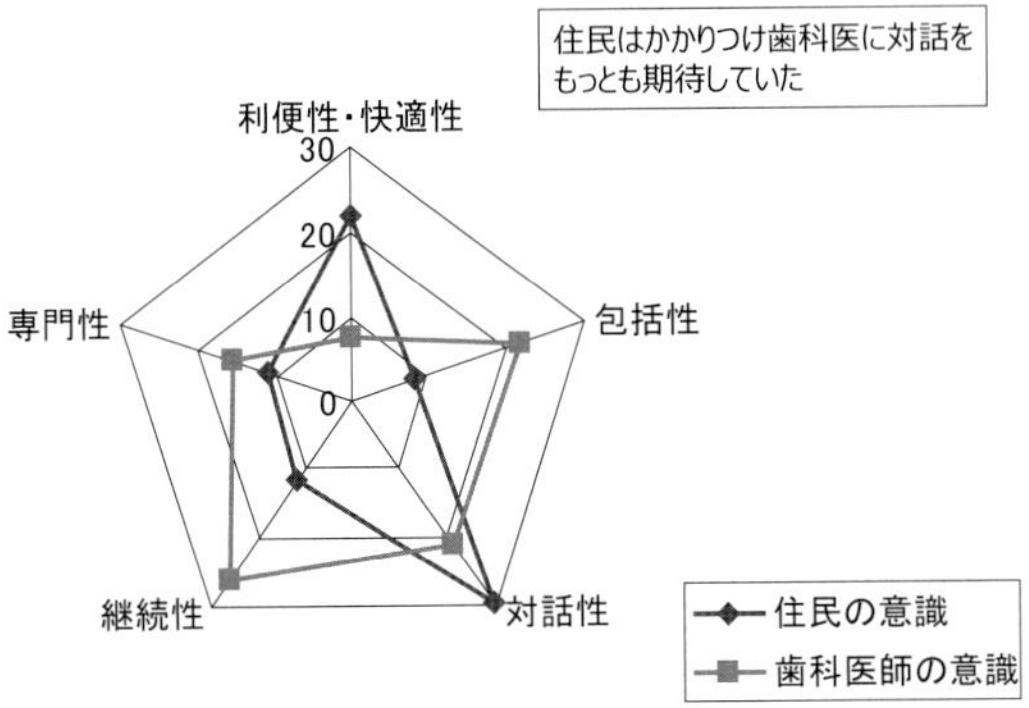


**図9**　かかりつけ歯科医機能に関する住民と歯科医師の意識の違い～夏ゼミのための調査から～

このように議論したいテーマを料理するために、公衆衛生的な研究を行ってみて資料を作るという、最も力のつく作業を行うことにより、行政マンとしての人材育成が行われる場として効果的であったといえる（**文献17、18**）。

また、実際に参加した人々は、厚生労働省の課長級ポストの人や大学教授から、保健所の非常勤の歯科衛生士、さらには、歯学部の学生等まで、すべてが議論をする上においては平等であった。これが、当時、どんなにユニークであったかは、行政という秩序を重んじる組織に身を置くものからすると、特筆すべきものであったといえる。それゆえ、ゼミが終わる頃には、まだ駆け出しの歯科衛生士も、厚生労働省の歯科保健課長と親しくなるという、実社会ではなかなか起こりえない体験・経験ができ、その後の仕事のネットワークが格段に広がったのである。

今さらながらではあるが、参加型の研修会のよい点は、偉い講師の話を聞くだけの会と違って、参加者同士の自由闊達なコミュニケーションによって、互いの考えが発展していくとともに、何より、学びの内容が自分事になっていくということがある。さらに、一つの課題に対して、立場の違う人々が語り合うことにより、違った視点を共有することができたり、さらに、自身の日常の活動へのモチベーションを高められるといった、前述のエンパワメントが期待できた。

今日、この夏ゼミときわめて近い構成メンバー、すなわち、歯科医師会・行政・大学の三者で、二〇〇七（平成十九）年に始められた社会歯科学研究会は、その後、多くの方々の努力で、二〇一六（平成二十八）年に社会歯科学会となり、着実な発展を遂げている。この学会でも参加型の研修会を年1回各地の歯科医師会の協力で行っているが、今日、このような研修方式が非常に必要とされているという気がするのである。

私たち行政担当者にとって、この夏ゼミのようなフレキシブルな勉強会が、常に私たちを元気にしてくれたと思うと、感謝に堪えないのである。

## 四　障害者の歯科診療は、いかにあるべきか？ ―行政が障害者歯科を行うということ―

「行政医療」という言葉がある。その医療が、採算が取れるか取れないかに関わらず、行政が行うべき医療という意味である。そして実態的にいえば、採算性は乏しいが、行政が行わなければ住民の健康を守れないという理由で、行政が行うべきとされる医療という意味であろう。歯科領域においては、障害者歯科医療がそれに該当すると考えられる。

私が杉並区の行政の場にいて、地域のニーズとしてあがってきた課題に障害者歯科医療があった。区としてさまざまな検討の結果、区立障害者歯科診療所を条例によって設置したのである。きわめて印象深い取り組みだったといえる。

障害者の歯科医療については、東京都は都立心身障害者口腔保健センターを新宿区の飯田橋駅に隣接した集合施設内に設置しており、都全体の障害児・者の歯科診療の中心的存在となっていた。その口腔保健センターが、都下の多くの歯科医師会の先生方およびさまざまな職種に対して、障害者歯科の研修を実施し人材育成を行っていた。さらに、いくつかの特別区においては、それ以前から区単独で障害者歯科診療所をもっていた。

そこで、杉並区でも障害者歯科を専門に行える診療所を設置しようということで、歯科医師会と検討会を行い、都立心身障害者口腔保健センターをはじめ他の自治体の診療所を視察に行った。

当時の歯科医師会執行部の皆様の努力も大きく、一九九四（平成六）年に条例設置による〝区立杉の木歯科診療所〟が誕生した（**文献19**）。

この診療所設立に関し、さまざまな課題を検討したが、とりわけ議論となったことの一つに、入院施設のない歯科診療所で全身麻酔による歯科治療を行うかどうか、ということがあった。都立心身障害者口腔保健センターの大竹邦明先生（故人）、東大和療育センターの中村全宏先生（当時）、東京医科歯科大学の深山治久教授（当時）など、障害者歯科、歯科麻酔学の専門家の方々に、種々ご教示いただいたことに今でも感謝している。

行政にいる歯科医師・歯科衛生士が医療の仕組みづくりをする機会は、その後の摂食嚥下機能支援をはじめ、少なくないと考えられる。私は、そのような場合に行政の歯科専門職が求められること、あるいは果たすべき役割は、次のようなことではないかと考えている。

### (1) 専門的知識の理解と翻訳・伝達

行政に長く在籍していると、臨床についての知識が不足しがちになる。このことを自覚し、なるべく最新の知識を持つ専門家の意見をよく聞くことが大事である。そして、これを行政内のさまざまな関係部署（首長をはじめ、企画・財政部門等）、さらに議員をはじめさまざまな立場の関係者に、わかりやすく翻訳して伝達することが、大きな役割の一つである。

### (2) 現場に行ってみる

行政の私たちが陥りやすい点の一つに、どうしても「問題を机の上でとらえがち」ということがある。その現場に行ってみて、生の情報・空気感に触れることは、問題の質を体感できるとともに、その後の自分が、この問題に関わっていくモチベーションにもなり、不可欠である。

### (3) 歯科医師会など関係団体の方々と一緒に先進的な自治体の視察に行き、同じものを見ながらディスカッションする

全国には、さまざまな優れた取り組みを行っている自治体、医師会・歯科医師会などがある。そういった先進地区に関係者と一緒に行くことは、同じものを見ながら、互いに意見を交換し、目指すべき事業のゴールを確認するという意味で有益である。

### (4) システムづくりには、行政の医師（部長・保健所長等）、事務職の方々に理解してもらえるように、わかりやすい資料を作ること

行政組織の内外の関係者にわかりやすい資料を作ることは、新しい事業を進める上で大切なことである。その際、行政内の医師や事務職の人たちに十分理解してもらえるかどうかが、

一人よがりの資料にしないために大事なことだと思う。自分ではいい資料を作ったと思っても、他の立場の人（たとえば、事務職の優れた人）から、徹底して批判を受けることがある。しかし、この批判こそ何より重要な指摘であり、良き改善点になる。行政内の立場の違う人にわかってもらえないような資料では、外に出しても共感を得ることはできない。

## (5) 地域の中で、どのようにシステムを構築し、それをストーリーとしていかに語れるかが、行政マンとしての力量

これは、私が、常に自分に対して言い聞かせていることでもあるが、一つの事業をストーリーとして語れるかどうかが、大変重要である。つまり、ストーリーとして語った時に人の心を動かせるかどうかというところで、この事業の成否が決まっているとさえいえる。

さて、杉並区歯科医師会の諸先生方の真摯な努力と協力の結果として、杉並区立杉の木歯科診療所はスタートした（**文献20**）。今日、杉並区歯科保健医療センター「ハーモニーすぎなみ」として、障害者歯科に加え、在宅歯科、摂食嚥下機能支援に、大活躍されているという報告を聞くと、本当に素晴らしいと思う。

## 五　保健所の歯科医師の役割とは何か？ ―公衆衛生映画論という考えと気づき―

杉並区の保健所に18年間お世話になったのだが、後半になると、さまざまな場所で少しずつ実践報告などの講演のような機会をいただくことも少なくなかった。また、そんな時には、必ずといってよいほど「保健所の歯科医の仕事って、どのようなことをするんですか？」と聞かれることが多かった。正直にいえば、この手の質問は簡単なようで難しいものである。私たちが行政に入った当初は、歯科健診や健康教育といった現場活動が、保健所の歯科医師の業務として多くの割合を占めていた。数えただけでも、1歳6カ月児歯科健診、3歳児歯科健診、乳幼児歯科相談、成人歯科健診、そして、前述の在宅要介護高齢者の訪問調査などであった。

しかし、時代が進んで行くにつれて、健診業務は、歯科医師会の健診を担当する先生や非常勤の歯科医師でも十分できるという議論が、なされるようになってきた。すると「行政あるいは保健所の歯科医師の役割は何か？」という根本的な質問を突きつけられる場面が増えていった。

その点に関して、私がさまざまな論文等に当時書いたものを読み直してみると、次の4つの視点で説明をしていた（**文献21、22**）。

①　健康問題の発掘と顕在化
②　健康づくりの計画と評価
③　公衆衛生活動のコーディネーター
④　情報の収集と発信

簡単に説明を加えれば、①の健康問題の発掘と顕在化とは、地域住民の抱える健康に関するニーズを把握し、それを誰もがわかるように明らかにしていくことである。

②の健康づくりの計画と評価は、行政の策定する健康づくりの種々の計画の中に歯科保健の分野をしっかりと位置付けるとともに、実施した結果を評価して、さらに改善を加えることである。

③の公衆衛生活動のコーディネーターは、公衆衛生活動を進めていく上で関わる多くの関係者を調整し、一つの事業にまとめあげていくことである。

そして、④の情報の収集と発信は、国の動向、歯科保健の専門的な新たな知見などを集めて、広く情報発信していくことであった。

以上が、保健所の歯科専門職の役割として、私が心がけていたことであった。

前述の通り、時代の進展につれて、歯科健診などの現場活動も、あるものは歯科医師会の先生方にお任せし、そのための準備、環境整備といった業務に軸足を移してきたのである。同じ行政といっても、国や都道府県の本庁に勤務する歯科医師は、健診業務を行うこともない。私たち都保健所、特別区や政令市保健所に勤務する歯科医師にのみ、そういった役割もあったが、地方分権の流れの中で、母子保健事業等が市区町村の業務として委譲されてからは、都の保健所の歯科医師もだんだんと健診業務からはずれていった。

その変化の中で、上述の４つの機能・役割が、自分たちの使命であると考え方を整理し、理論を構築したわけだが、そうなってくると、それを実践し、周りの人たちに見える形で示していく必要があった。ある意味、この書物で示しているさまざまな行政の「施策」に関わったという記述も、保健所の歯科医師の役割の実践の軌跡といえると思う。

さて、行政の歯科医師の役割を、誰にでもわかるようにイメージとして伝えるために、私は「公衆衛生映画論」という考えを、講演の中で話すようになっていった。それは、私たちの公衆衛生活動を「映画」に譬えた話である。まず、映画の主役としての俳優は誰かというと、歯科医師会など関係団体の先生方である。では、私たち行政の歯科職は、一体どんな立場か？　それは、映画の脚本家や道具係と考えた。映画製作の〝裏方〟という想定である。では観客は誰か？　観客は、住民である。

このストーリーで言いたかったことは、公衆衛生活動において、行政の歯科職である歯科医師・歯科衛生士は主役ではなく、裏方に徹し、この映画を支え、そして運営し、成功に導いていく、そういう役回りであるということを言いたかったのである。そして、歯科医師会、歯科衛生士会の皆さんは、その映画でそれぞれの役柄を演じてくださる俳優さん、すなわち主役なのである。公衆衛生という映画を成功させるためには、当然、俳優たる歯科医師会の先生方の協力なしにはできないし、それ以上に、先生方の素晴らしい能力を引き出せるのも、ある意味、脚本家の私たち行政マンであるという思いを含んでいた。

しかし、そんな講演をしていたある日のことであった。国立公衆衛生院で受講生を前にして、私は話をしていた。そこで一人の保健師が、スッと手を挙げて質問をした。

「住民は観客なんですか？」と彼女は言った。前後の言葉も説明もないこの一言に、一瞬、私は、どんな意味を持った質問かを図りかねて、答えを思いつかなかった。

しかし次の瞬間、私の頭の中は、急激なパラダイムの転換を余儀なくされ、住民は単なる映画を観ている観客ではなく、実は、住民自身が主役だということを、この保健師さんは言いたいのではないか、と気づかされた。

私は、素直に、今まで「住民主体」という視点が希薄だったことを告白した。その後、私の公衆衛生映画論は変化し、住民はもとより、さまざまな関係者が〝主役〟たりえることを認識していった。

従来から、行政主導の公衆衛生活動を行ってきた自分の中で、〝住民が主役〟という視点がはっきりとし、常に意識のどこかに存在し始めたことは重要であった。後に述べる、「障害者の歯ミカップ」など、〝住民が主役〟となる公衆衛生活動を目指すきっかけは、「映画論」にまつわる保健師との対話の中から気づかされたといって過言ではない。

## 六　地域の健康課題の発掘　―いつまでも噛んでいて飲み込まない子とは？―

この頃、乳幼児歯科相談をしていると、「うちの子、いつまでも噛んでいて飲み込まないんです」という訴えをする保護者がかなり見られた。あるいは、朝起きてみると、上顎のところに、昨晩食べたものが貼り付いていたという話も聞いた。夜中の間中、上顎の上のところに食べ物がくっついたまま本人が気がつかない、というのは、「何か、変だ」と思った。この状態は、いつまでも噛んでいても「飲み込めない」のではないか、つまり「機能面」の問題ではないか、と考えた。

そこで、データを取ってみることにした。「いつまでも食事を噛んでいて飲み込めないことがあるかどうか」を聞く設問を健診の際のアンケート用紙に入れたのである。すると、1歳6カ月で、10％程度の子どもが該当した。私はとても興味深いと思ったので、その後の定期健診ごとに、年齢とともにどうなっているのかを聞いてみた。すると、徐々に比率は下がっていくことがわかった。つまり、改善されていくのである。

私は、日常の歯科相談の場面で見えてきた乳幼児の「気になる点」について、小児保健学会で発表することにした。一九八四（昭和五十九）年のことである。タイトルは、そのものずばり、「乳幼児の摂食困難に関する調査」であった（**文献23**）。

私の発表の要旨は、「子どもの摂食機能について調査してみると、いつまでも飲み込まないという子が一定程度おり、その子たちも、年齢を経るごとに改善していく」といった記述疫学的な内容であった。発表を終え、会場からの質問を待った。

すると、まず最初に質問されたのが、母子保健院の二木武先生という著名な小児科医であった。先生の質問は、「いつまでも噛んでいて飲み込めないと言われたが、それは、ただ食欲がないというのとは違いますか」という質問であった。私は正直、その現象が、機能面の発達の問題なのか、食事に対する意欲の問題なのか、特に分けて考えてこなかったため、面食らった。たしか、「そういう可能性はありますす」という程度の曖昧なお答えをしたと思う。しかし、後から考えてみると、二木先生のご指摘はこの問題の根幹となる部分を指摘していただいた気がする。その後十数年経って、新宿区で仕事をするようになり、この食の問題に再度行き当たった時に、その指摘の鋭さに頭が下がった。

次の質問は、昭和大学の口腔衛生学講座の向井美恵主任教授（当時）からであった。これは、さらにびっくりした。向井先生の質問は、「先生は、言語の発達との関係を見ていますか」というものであった。私は、不勉強であったので、まず、質問の主旨がわからなかった。言語機能の発達と一体何が関係あるのか、一瞬頭の中が真っ白になったが、どちらにしても調べているはずもないので「調べていません」とお答えするしかなかったが、発表が終わってから、非常に考えさせられた。言われてみれば、食の機能の発達と言語機能の発達とは、当然関連があっておかしくないはずだし、向井先生のグループは、そのようなことを研究されていたわけで、その点を、まだこの分野の研究を始めたばかりの私に御教示くださったものと拝察した。

この学会発表は、そんなたった10分程度の出来事であったが、その後の私の公衆衛生活動にいくつもの〝補助線〟を引いてくださった気がする。

私は公衆衛生の現場で遭遇するさまざまな事象に関して、〝何か変だな〟ということを感じたら、そこに〝新たな健康課題〟があるのではないかと疑い、それを見つけ出すという眼が、非常に大事だと考えている。もちろん、そういった現状の奥に潜んでいる〝問題〟を〝見える化〟したとして、それを行政として取り組むべき〝課題〟にまで仕上げられるかどうかは、正直やってみなければわからないというのが、本音であろう。

しかし、私たち、公衆衛生の専門家が為すべきことの大きな役割は、〝既に発見され、解決の方途が明らかになった課題への対策〟と同時に、〝時代や環境の変化の中で、人間の健康に影響をもたらす新たな未知なる課題の発見と対応〟ではないかと考えるのである。

そして、市区町村のような、住民と直接接する現場を持つ自治体の公衆衛生従事者こそ、まさに「今、ここで起きている事象」の奥にある〝何か〟を見つけることができるのではないか、と思うのである。

## 七　他の職種から学んだ公衆衛生の方法論　―ある環境監視員から学んだこと―

行政に入り、とりわけ保健所の中で、さまざまな職種の人たちと一緒に仕事をするようになった。医師、保健師、栄養士など、医療関係職種はもちろんだが、監視部門の環境衛生監視員、食品衛生監視員などという方々とも仕事の関わりがあった。

たとえば、食品衛生監視員の人たちが行う食品衛生講習会などの場で、歯の健康づくりの講話を頼まれたり、頻度は多くはなかったが、理容師・美容師の講習会での講話などまったく違った仕事内容の職種の人たちとの関わりも楽しかった。

そんな時、墨田区の保健所の環境監視員の村瀬誠氏という人と、出会った。環境監視員の人たちとは、保健所の施設の中で一緒にはいたもののほとんど関わりがないので、業務の内容を知ることはあまりなかった。ところが、彼の話は環境衛生に門外漢の私でも、血湧き肉踊るといった内容だった。

彼は、雨水利用の目的で、災害対策用の路地尊（墨田区役所ホームページ参照）という墨田区独自の設備を普及したり、両国の国技館の屋根に降った雨を貯水槽にためて生活用水に活用するという方式を開発していた。そして、水サミットなる世界的な会合を墨田区で開催し、大変注目を集めた。

彼の仕事はどれも、目の前に起きる身近な現象・ちょっと不思議な事件を深く掘り下げていくことにより、今まで、誰も考えなかった仮説やアイデアを作り出していった。

たとえば、マンションの蛇口から出る水の中にマリモのような藻類が出たという住民からの相談から、その水道水の水系の問題、その藻の死骸に含まれていたダニの検出、ひいてはマンションの給水タンクの材質の改良など、さまざまに具体的な改善を図り、それが、まさに公衆衛生そのものの手法に則っており、誰もが〝公衆衛生は面白い〟と感じてしまう、そんな仕事の仕方を私たちに見せてくれた（**文献24**）。

そんな彼と一緒に仕事をする機会が生まれた。私たちが、成人歯科保健の推進の方法の一つとして、「理髪店・美容院で口臭の問題から歯周病予防を展開する」というアイデアを提案していたのを、村瀬氏が知り、特別区の壁を越えて一緒に健康教育用のスライドづくりを行う企画が実現し、ついに「いい息トレンディー」なるスライド集が完成した。

このスライドは、前述した理容師・美容師の講習会で「歯と口の健康づくり」の講話をする際に活用された。そして、保健所の中で、保健関係職種と衛生監視職種が協働して健康づくりをするという仕事になった。私としては、優れた公衆衛生活動の手法と燃えるようなマインドを教えてくださった村瀬さんに心から感謝し、素材は異なっても公衆衛生の手法を用いて、各々の分野の課題解決に努める〝多職種〟の総合チームである保健所に、大きな可能性を感じたのであった。

## 八　国民への普及・啓発のために　―キャッチフレーズ「よく嚙むことは愛なのだ」―

この頃、歯科医師会の公衆衛生活動にも、直接関わらせていただくこととなった。東京都歯科医師会の公衆衛生関係の委員に指名されたからである。忘れられない思い出となった仕事に、成人の公衆衛生の委員会での媒体作り（リーフレットやパネル）があった。

この委員会では、会員の診療所にどのような媒体を置いておくと患者さんに効果的な情報提供が行えるかというようなテーマで、チェアサイドパネルを開発するという地道な活動をしていた。この委員会には、東京都歯科医師会の執行部、各地区歯科医師会からの委員、そして学識経験者として東京歯科大学の眞木吉信教授（当時）などが参加していた。

さて、私はこの委員会で、次のようなキャンペーンを提案してみた。それは、しっかりと咀嚼をすることが全身の健康によい影響を与えるということを普及するため、『よく嚙むことは、愛なのだ』という標語を発信したらというアイデアであった。

それまで、よく嚙むことの効用は、『ひみこの歯がいーぜ』という標語が、もっとも全国的によく普及していた。現在でも、よく使われているヒット作品であった。

『ひみこの歯がいーぜ』とは、「ひ↓肥満を防ぐ」、「み↓味覚の発達」、「こ↓言葉の発音がはっきり」、「の↓脳の発達」、「は↓歯の病気を防ぐ」、「が↓がんを防ぐ」、「い↓胃腸の働きを促進する」、「ぜ↓全身の体力向上と全力投球」という具合に、頭のひと文字と噛むことの効用がうまく対応していて、この手の健康教育の定番だった。しかし、健康教育の教育内容がいつも『ひみこの〜』では、少しマンネリ化しているのではと考えたのと、東京都らしい新しい標語づくりにチャレンジをしてみようということになった。

しかし、噛むことの効用を表した内容で、しかも全体として、覚えやすい標語を作り出すのは、思った以上に難航した。そして、頭をひねって考えて提案した標語は、『よく噛むことは、愛なのだ』であった。「あ↓顎の成長」、「い↓胃腸での消化・吸収」、「な↓なんでも食べて生活習慣病予防」、「の↓脳への刺激」、「だ↓唾液の効果・ダイエット効果」となり、噛むことの全身への効用を、十分に表現した内容になったと思う。

しかし、この標語を掲載したチェアサイドパネルを成功に導くためには、もう一工夫が欲しかった。そこで、いろいろ考えた挙句、当時大ヒットしていた、宮崎駿監督のスタジオジブリ作品「もののけ姫」の1シーンを取り上げることを委員会で提案した。

「もののけ姫」という作品は、狼に育てられた人間の娘・サンと青年アシタカの悲しい愛の物語である。人間が自然を破壊し文明を築こうとする中、狼やイノシシたちは自然を守るために立ち上がり、人間に対して戦いを挑むというストーリーである。

この中に、傷ついたアシタカを、サンが干し肉を自らの口で噛んで軟らかくし、それを口移しで食べさせるシーンがあった。これこそ、『よく噛むことは愛なのだ』というキャッチコピー（**図10**）にピッタリだと思った。

そこで、東京都歯科医師会の委員会の中で、この企画を提案したところ、委員会の諸先生方は大賛成してくださった。しかし、問題は、「もののけ姫」のセル画を使用させてもらえるかどうかということであった。しかし、それはまことに不思議なご縁で実現した。

成人歯科保健委員会の副委員長であった市川信一先生の患者さんにジブリ映画の関係者がいらして、市川副委員長からお願いしていただいたところ、そのシーンのセル画を快くお貸しいただけることとなったというのである。特に、東京都歯科医師会が公益性のある団体で、今回の企画の目的が都民の健康という、まさに公共目的そのものだったことがよかったらしい。

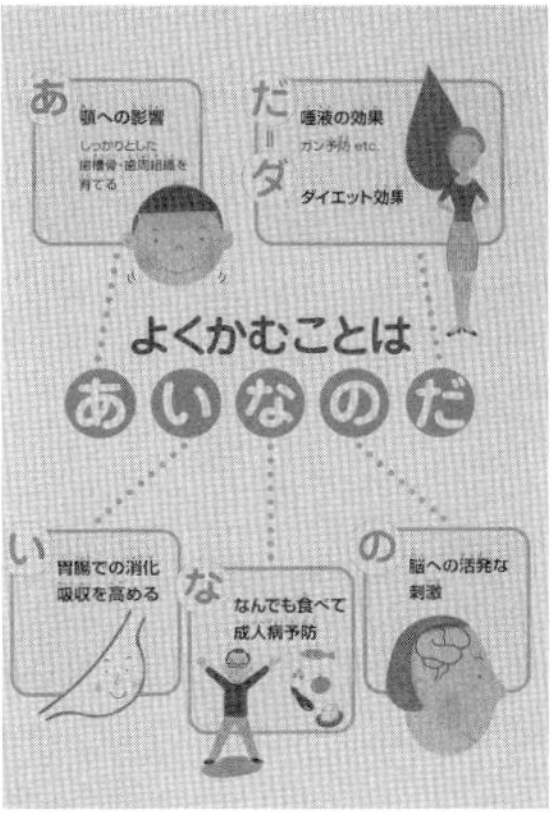


**図10**　東京都歯科医師会制作：チェアサイドパネル「よくかむことは　あいなのだ」より

こうして、チェアサイドパネルの1枚目

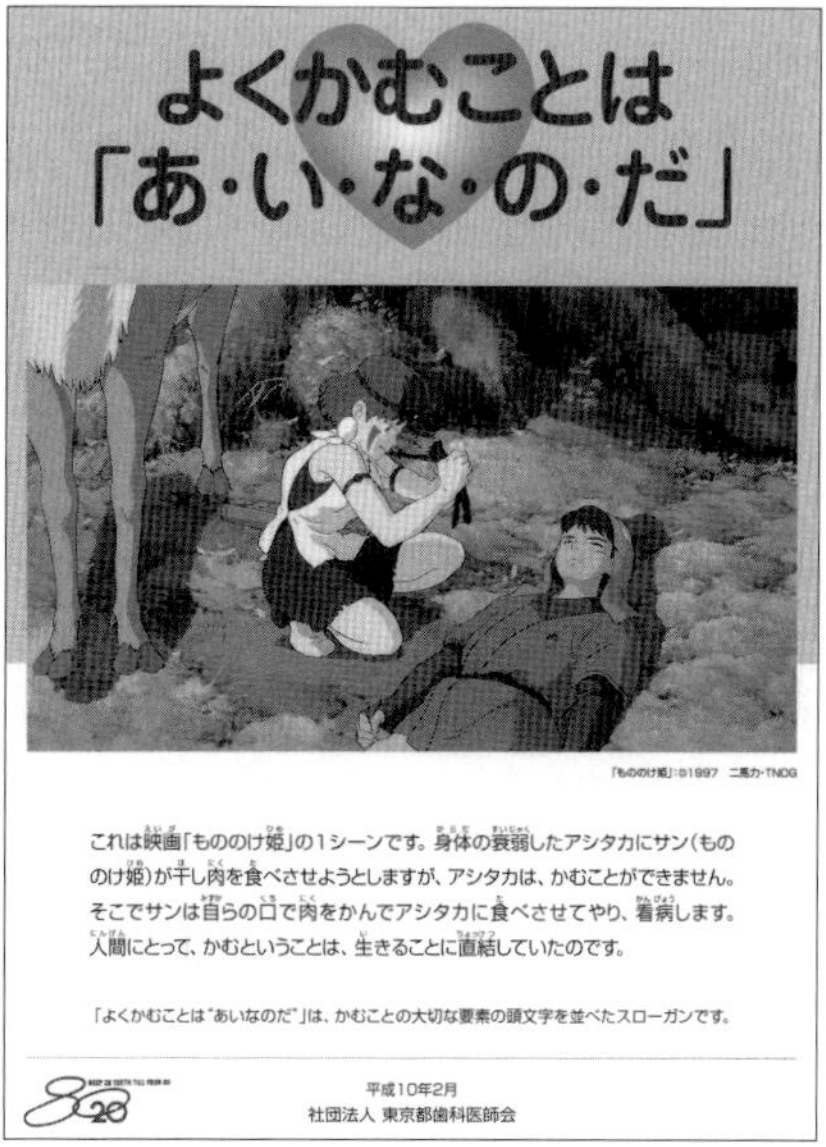
よくかむことは
「あ・い・な・の・だ」
「もののけ姫」©1997 二馬力・TNDG
これは映画《えいが》「もののけ姫《ひめ》」の1シーンです。身体《からだ》の衰弱《すいじゃく》したアシタカにサン（もののけ姫《ひめ》）が干《ほ》し肉《にく》を食《た》べさせようとしますが、アシタカは、かむことができません。そこでサンは自《みずか》らの口《くち》で肉《にく》をかんでアシタカに食《た》べさせてやり、看病《かんびょう》します。人間《にんげん》にとって、かむということは、生《い》きることに直結《ちょっけつ》していたのです。
「よくかむことは"あいなのだ"」は、かむことの大切な要素の頭文字を並べたスローガンです。
平成10年2月
社団法人 東京都歯科医師会

**図11**　東京都歯科医師会制作：チェアサイドパネルより
（「もののけ姫」© 1997 Studio Ghibli・ND）

の表紙には、もののけ姫の見事なセル画が大きく掲載され、待合室で、子どもたちが飛びつくという心踊る企画は実現したのである（**図11**）。

　しかし、このジブリ作品を「噛むこと」の効用のチェアサイドパネルに使いたいと考えたのは、ヒット作品で人の目を引くという理由だけではなかった。

　それは、パネルのあとがきに載っている次の文章にはっきりと出ている。

「『もののけ姫』の監督、宮崎駿氏の不変のテーマは、『人間と自然の共存』と言えます。人間はあまりに、文明化し過ぎ、自然の一部としてのあり方を忘れてしまいました。とはいえ、今からすべてを原始に帰ろうというのは、あまりに乱暴すぎます。それでは、人間はいったい、どのように生きていけばよいのでしょうか。

このテーマは、私たち歯科関係者の預かる歯や口の健康管理にも、見事に当てはまっています。現代の食事は、加工され、あまりにも軟食化したもので満たされています。子供たちは、その加工食品、レトルト食品の味だけに、生まれた時から慣らされています。そして、自分の歯とあごで、しっかりかみしめるということを知らずに育っているのです。今こそ、そういった生活をもう一度見直し、しっかりとかみ、食べるということを、考え直してみようではありませんか。それが、『よくかむことは〝愛なのだ〟』というスローガンの中に込めた私たちのメッセージです。」と（文献25）。

たしかに、どんなに文明の進歩の中で失われたものがあると叫んでみても、文明の変化も歴史の針も元へ戻すことはできない。だとすれば、その変化してしまった生活の中に、大切なことを、もう一度注入できないか、という提案であった。

このキャッチコピーは、後日、私がＮＨＫの番組に出演させていただいた時に、紹介させていただいた。

住民への普及啓発のために、メディアに登場する流行のキャラクターやタレントを起用するというやり方は、関心を引くという意味で王道であろう。

しかし、そこにはこちら側が伝えたい意図、あえて言うならば〝理念・思想〟が裏打ちされていることが望ましいと思う。とりわけ、健康あるいは、人間の食という大切なテーマを扱う際に、皮相的な〝受け狙い〟だけで終始しては本当の意味で人の心を動かすことはできない、と考えるのである。

公衆衛生活動において、普及啓発、情報発信の位置づけが、さらに大切になってくると思われる今日、私たちは時代の現在と未来を見据えた質の高い情報提供をしていく必要がある。

## 九　8020で健康長寿を　―杉並区歯つらつ度調査が見つけた健康長寿との関係―

8020運動は、各地域の関係者の努力で強力に推進されてきたが、正直なところ、自分たちの関わっている地域の実態が、どのような状況かを正確に把握している自治体は少ないのではないか。そんな思いから、杉並区の成人歯科保健の実態について知りたいと思うようになり、区の歯科専門職が相談の上、区民の歯科保健の実態調査をする予算を組んだ。

しかし、今までの多くの自治体が示している８０２０達成者（80歳で20本の歯を有している者の比率）のデータは、市区町村の成人歯科健康診査の結果であった。その調査の対象は、成人歯科健診を受けようという意思のある人、すなわち健康に対してある程度、意識を持った人たちの集団であった。したがってそれは、健康意識の高い人の調査という偏り（専門用語でバイアスと呼んでいる）が生じてしまう可能性が高かった。そこで、国の歯科疾患実態調査（過去は6年ごとに全国一律に調査。現在は5年ごとに調査）のデータのように、無作為抽出で選ばれた住民のデータを分析することとした。

ところが、ここでもう一つ重要なことがあった。それは、国の調査でも同様だが、調査会場に来られる人のみからの算出では、偏りが生じてしまうということである。すなわち、要介護状態で家から出られない高齢者などは最初から調査対象から省かれてしまっているという事実である。

そこで、今回の調査にあたっては、対象者のご家庭を訪問する調査を加味して実施することとしたのである。これならば、要介護状態にあろうともしっかりと実態把握の対象の範囲に入ってくると考えた。しかし、そのためにはそれなりの調査を行える体制づくりが必要となった。当時、杉並区には常勤歯科医師は3名いたが、調査対象を２３０名としたことで、

3名だけでは訪問調査は困難と考えられた。そこで、明海大学歯学部口腔衛生学教室の歯科医師の先生方の力をお借りすることにしたのである。

もう一つ、この調査については、やはり学術的な分析結果をしっかりと出すことが求められることから、調査内容を検討する委員会を設置することにした。もとより、歯科医師会の先生方にご参加いただくことは決まっていたが、問題は座長をどなたにお願いするかということであった。

私たちが考えたのは、やはり、学問的な分析もさることながら、今後の行政の政策形成にも資する内容になるような結果を導き出せる調査デザインを示唆していただける人であった。そして、白羽の矢がたったのが、明海大学歯学部の安井利一教授（現学長）であった。先生には杉並区の８０２０達成者の実態把握とともに、80歳で20本の歯があることが全身の健康と、どのように関連しているかを分析していただこうということになった。

この座長選出に関して、区議会で議員の方から人選の根拠を問う質問をいただいたことがあった。私は、安井教授の公衆歯科衛生学上での卓越した業績があることなどを答弁したと記憶しているが、ある意味そういったことが議会で関心を呼ぶこと自体、歯科保健に対する注目度を表しており興味深かった。つまり、行政のさまざまな施策に対して、議会で議論い

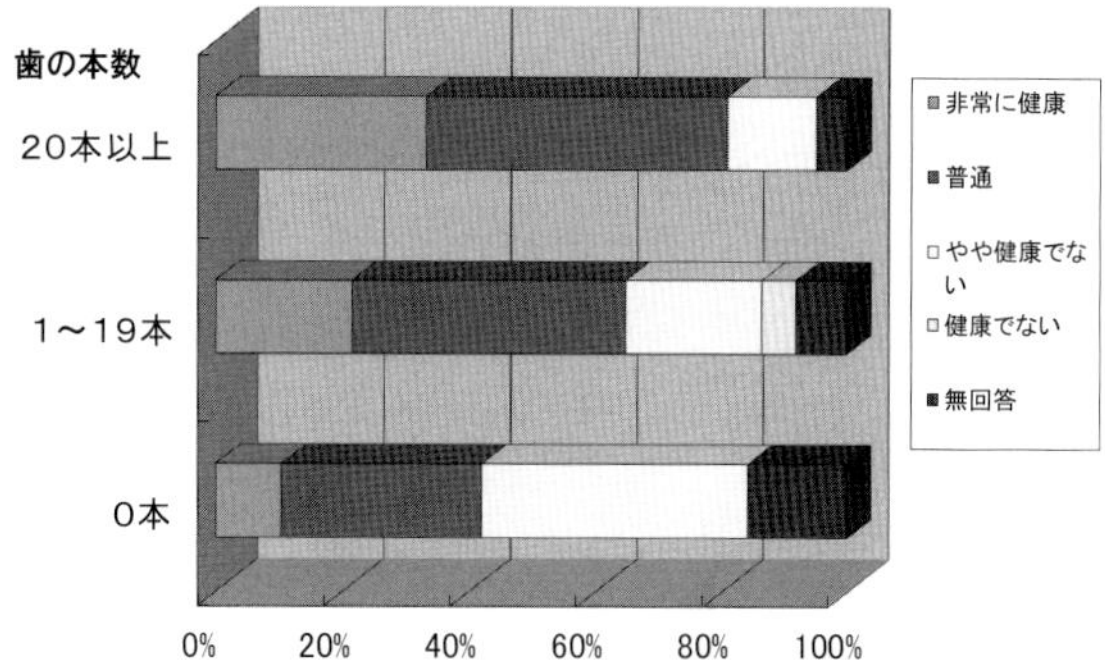


**図 12**　80 歳で持っている歯の本数と主観的健康感

ただくことは、ヘルスプロモーション的に考えても重要だと思う。

## 健康長寿と歯の健康の関係

さて、結果として得られた事実は、当時の杉並区民が、８０１２（80歳で平均12本の歯を有する）という状態であるということだった。杉並という地域の高齢者は、当時の全国的な平均値に比べて口腔内状況がよいと考えられた。

また、**図12**と**図13**は、私が常に、健康教育や専門職の研修で、使わせていただいているグラフである。

**図12**は、80歳で残っている歯の本数と主観的健康感の関係を表している。「主観的健康感」とは、「自らを健康と考えているかどうか」ということを表しているが、８０２０達成者ほど主観的健康感が高い人が多いことがわかる。主観的健康感は、実は、寿命と大きく

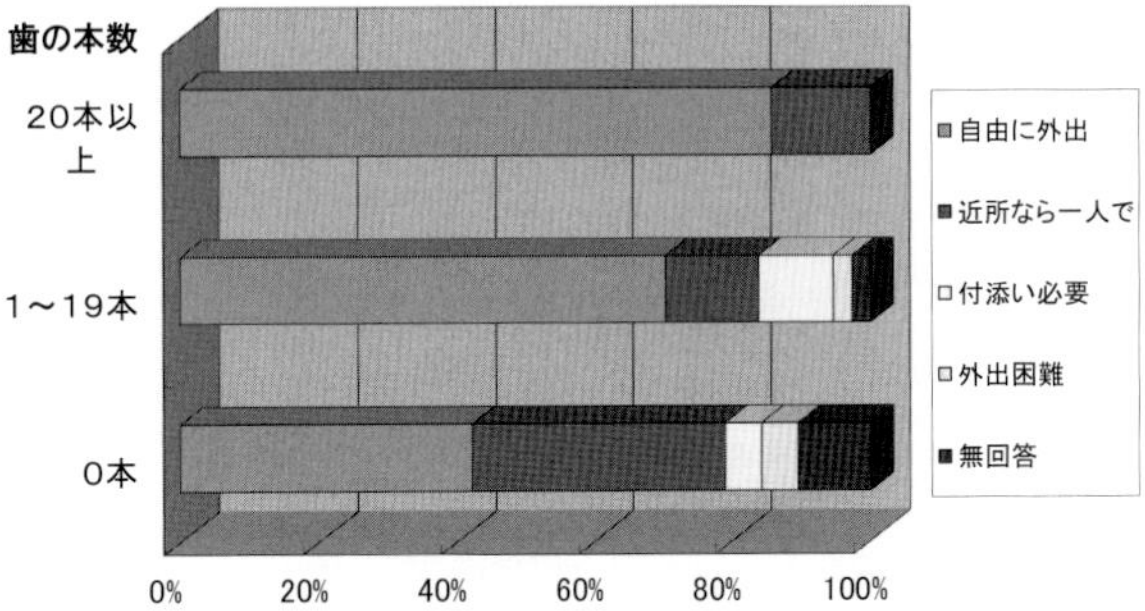


**図13**　持っている歯の本数と自由に外出ができるかどうかの関係

関係があることが文献的にわかっていることから、８０２０達成者ほど、寿命が長くなる可能性が高い。

また、**図13**は、自由に外出ができるか否かに対する回答分析である。結果は、８０２０達成者が、一本も歯のない人に比べて、自由に外出できると回答した人が約2倍多いということであった。このことは、今日ほど健康寿命の重要性が叫ばれる以前のデータであることを考えると、非常に貴重な分析であると言える。なぜなら、自分の歯を多数持つ人ほど、自由に外出ができる、すなわち健康寿命を保っているということに他ならないからである（**文献26**）。

今日、歯の本数と健康長寿の間の関係には、さまざまなエビデンス（根拠）が出されているが、杉並でのこの調査結果も、シンプルとはいえ調査対象に偏りがきわめて少ないという意味で、「８０２０で健康長寿を目指す」ということには、十分な信頼性があると考えられた。

この調査では、このほかにも種々の結果が明らかになったが、一番の成果は杉並区民は80歳で12本の歯を平均的に持っているという地域の実態がわかったことと、やはり８０２０達成者の健康寿命が長いとともに、自分が健康であると思えることを、地域のデータで確認できたことである。

全国の平均値でさまざまなことを考えていくことにも、もちろん意味はあるが、地域の実態を把握し、その後の変化をしっかりと見ていく（モニタリング）ことには大きな意味があると考えられる。

こういった、現場で長く活用されるデータ分析を指導してくださった安井教授（当時）には、心から感謝するとともに、関わった行政の歯科医師、歯科衛生士の苦労の賜物であることを記しておきたい。

余談になるが、この時明海大学のスタッフとして、区民のご家庭を訪問しての調査に活躍された遠藤浩正先生は、後に埼玉県行政の道に進まれ、現在は歯科医師として数少ない保健所長となられている。こういった調査を通して、さらに公衆衛生に興味を持たれたのではないかと思うと感慨深い。

以上、話はさまざまな点にわたったが、この調査結果は、「歯つらつ度調査」という本事業のネーミングにピッタリの内容だったといえる。

# 第三章　公衆衛生とは何をするのか？

## 一　救急車とリハビリテーション、そしてまちづくり　―公衆衛生は〝まちづくり〟―

人との出会いと同時に、本やさまざまな媒体との出会いも、仕事の工夫の新たなきっかけとなるものである。ある日、本屋さんで『救急車とリハビリテーション』（文献27）という本に出会った。著者は栗原正紀先生で、元は脳神経外科医であったが、脳卒中のリハビリテーション医に方向転換して、現在は長崎県リハビリテーション病院の院長である。この本は、一九九九（平成十一）年当時としてはきわめて珍しい内容であった。というのも、脳外科医の栗原先生が口腔ケアの重要性を大変強調されていたからである。

今日のようにさまざまなエビデンスが示され、口腔ケアと全身の健康に関する知見が集積された時代と違って、当時医科の先生方が口腔ケアの重要性を論じるなどということは、まだあまりなかったと言える。そんな時代に、口腔ケアがさまざまな全身状態に関係していると、他ならぬ〝医師〟に書いていただけたことはきわめて有効であった。

しかし、この本の素晴らしさは別のところにもあった。それは、栗原先生が長崎というまちで、脳卒中後のリハビリテーションをするために、多職種が入った研究会（長崎斜面研究会）を作っていたことだった。特にびっくりさせられたのは、長崎大学工学部の専門家がメンバーに入っていたことだった。「なぜ、工学部？」と私は思ったが、理由を読んで納得した。それは長崎という町には坂が多いからだった。なんと市街地の70％は斜面地という土地柄は、脳卒中を起こされた患者さんがリハビリテーションに通いたくても、坂が多くて家の外に出て動きづらいということがあるとのことだった。

なるほどと、私は合点するとともに、その時、地域でのリハビリテーションは、まさに「まちづくりの視点」が大事であることに気づかされた。

それまで、診療室に来院する患者さんだけをモデルにして歯科保健・医療を考えてきた時代には、診療室の中に入って来てからの患者さんの姿しか頭になかった。だから、診療室から出た患者さんが町の中で、どのような生活をしているかに思いがいたらなかった。ところが、要介護高齢者や障害者の場合、まさに町や診療所などのハードウエアが、問題になることが少なくない。前述（第一章九節）のKさん場合のように、障害がある人のためのまちづくりが必要になってくると考えられた。

この「まちづくり」という発想こそ、その後、公衆衛生従事者の仕事に大きな意味をもたらすようになる。それは診療所完結型の医療から、地域完結型の医療にシフトする中で、さらにその占める意味合いが大きくなったからである。

その最も最初の気づきを与えてくれたのがこの本であった。

## 二　高齢社会の課題としての認知症対策 ―「あんた、女？　男？」―

今日、日本の認知症の患者数は460万人を超え（二〇一二年）、二〇二五年には約700万人前後になると推計され、今後の日本の超高齢社会の大きな課題となっている（**文献28**）。

杉並区にいた頃の訪問歯科診療事業における事前調査や訪問歯科保健指導の中で、本当にさまざまな高齢者に出会った。そのさまざまな出会いは前述のように、地域における医療のシステム化というテーマに直結したことは先に述べた。

そして、もうひとつ。こういった在宅要介護高齢者と関わっていく際の〝コミュニケーション〟の問題が、さまざまなことを孕んでいることに気づかされたのも、在宅の現場ならではのことであった。

この事例は、農家の婦人を訪問した時の話である。保健師さんから、区内の農家に認知症で寝たきりの高齢者の婦人がいるので一度行っていただけないか、と誘われた。そこで伺ってみると、家の門の所に、一人の婦人が立っていた。「あれっ。この方ではないよな?」と思っていると、相手もこちらに気づいてトットと家の中に入ってしまった。そこで、私たちも後を追うように家に入って行ったのである。すると、一番奥の部屋にふとんをかぶって寝ている人がいる。先ほどの婦人であった。

どうも、「私は、寝たきりです」と言いたいらしい。そこで、私たちは仕方なく、その部屋の中に座ってご家族と世間話を始めた。農家だから、畑のナスの話から、さまざまな話をした。しかし、寝てしまった老婦人は、一向に起きてくださらない。「うーん。これは、今日は無理かな」と思った矢先であった。急に彼女がムクッと起きてきて、私を凝視し、たった一言、言葉を発した。

「あんた、女?　男?」と。

一瞬、何を聞かれているのか、わからなかった。しかし次の瞬間、頭の中でコンピュータのような速さで、さまざまなことが立ち現れては消えた。

まず、これは男と答えちゃいけないだろう、と思った。理由はよくわからなかったが、彼女の期待している答えは、「女」だろう、と思った。その理由は、前述した大学院時代の乏しい臨床経験の中で遭遇した自臭症の患者さんとのやり取りだった。

自臭症の患者さんにとって「自分の口臭は相手に臭っている」との確信があり、医療側が、それを受け止めることが第一歩だった。だから、患者さんの口から何も臭わなかったとしても「あなたは、ご自分の口臭で苦しんでいらっしゃるのですね」と回答するのが正解だった（と思う）。今回も同じだと直感的に思った。

そこで、私はためらいながらも、思い切って「お、女です」と答えたのだ。周りにいたご家族や一緒に行った保健師さんもびっくりしたと思う。しかし、彼女はその瞬間、破顔一笑された。そして、満面の笑みを湛えて次にこう言った。「そうかい。わしゃ、人間じゃよ」と。さすがにこれには、私は答える術を持っていなかった。困って答えに窮していると、今度は、彼女自身が「あんた、おちえちゃん、知ってる？」と聞いてきた。

こうなれば、しめたもの。当然おちえちゃんがどんな人か知る由もないが、徹底して相手に合わせていこうと決めた。

「知ってますよ。おちえちゃんでしょ？」と答えると、彼女は嬉しそうに自らの生い立ちを語り始めた。おちえちゃんとは、彼女の親戚で子どもの頃、よく一緒に浅草に遊びに行ったらしい。この日は、その後ひとしきりそんな話に花が咲いた後、私の目的にしていた口腔内の診察や口腔ケアを、彼女はさせてくれたのである。

その帰り道、やや得意満面に、私は今のやりとりを振り返っていた。しかし、一つ大きな疑問があり保健師にあえて聞いてみた。

「なんであのおばあちゃん、僕のこと、女か男かと聞いたんだろう」と。

すると、保健師は、事も無げに言った。

「あー、あのおばあちゃん、大の男嫌いなんですよ」と。

おいおい、それを先に言ってよと言いたかったが、言わなかった。

ともあれ、彼女の男嫌いのせいで、家庭内の男性陣は居づらそうであった。

私たちのこれからの地域保健の対象になる認知症患者さんとのやりとりは、きっと、このようなことの連続になるのかもしれない。

ここでわかることは、その人の人生を知りその人自身をよく理解することが、在宅医療、認知症対策においても重要な鍵だろうということである。

また、医師、看護師、保健師、ケアマネジャー、ヘルパーなど、多職種の方々と情報共有をすることの大切さである。

この事例について、正直にその後を語れば、次回訪問時には「おちえちゃん」の話題も全く効き目はなく、うまくコミュニケーションができなかった。やはり、認知症の患者さんへの対応は容易ではないことを教えられた。

現在、国は喫緊の課題として認知症対策を掲げ、令和元年に、認知症施策推進関係閣僚会議において認知症施策推進大綱を取りまとめ、新たな取り組みを進めている。

ここでもまた、医療・介護連携、そして認知症になっても安心して暮らせるまちづくりが求められている。

また、認知症になった方々の「食の問題」も、今日的にはきわめて重要である。なぜなら、後に詳しく述べる摂食嚥下機能の問題もさることながら、実は食事を食事として認知するかどうかという、認知機能の問題でもあるからだ。さらには「人間としての食」の問題であり、ターミナル（人生の最終段階）における生きることの在り様、そして生きるということの意味そのものにつながる大きな課題と考えられる。なぜなら、人は経管栄養を続ければ自らの意志と関係なく生き続けるからである。

ともあれ、これからは歯科領域も、認知症対策の中にしっかりと位置づけられていく必要があると考えられる。

## 三　都道府県立保健所の役割　―市町村支援のために―

現在保健所は、地域保健法に基づき、都道府県、指定都市、中核市、その他の政令で定める市、または特別区が設置することになっている。私が初めて所属したのは特別区保健所であった。ここは、一九七五（昭和五十）年の地方自治法の改正により、都保健所が、東京都23区に関しては特別区に移管されたものである（**文献29**）。

これに対して、同じ都内でも、多摩地域の保健所はそのまま東京都保健所であり、類型からすれば都道府県立保健所である。多摩地区の保健所の特徴は、都庁の出先機関としていくつかの市を管轄して、行う業務が県の保健所と同様の役割ということである。といっても、保健所の仕事を十分にご存知ない読者の皆様に、県立とかいっても、区の保健所とどう違うんだ、という疑問が起きるだろう。その違いについてご理解いただくには、今までお話してきた特別区の保健所について、今一度整理しておいた方がいいかもしれない。

実は、区の保健所という組織は、区役所の中で概ね衛生部とか健康部、または保健福祉部という組織の一部となっている。つまり、区役所の衛生所管の組織の中に、保健所という国全体に共通である組織が入り込んでいるのである。そのため、区役所の仕事としては、保健所の業務と市区町村が行う業務の両方を行っている。

具体的な例をあげて、わかりやすくいえば、3歳児健康診査は、実は保健所の業務ではなく、市区町村の業務である。理由は、母子保健法という法律により、全国一律に市区町村が行うべき業務となっていることに拠る。ただし、過去にこの3歳児健康診査が都道府県業務だった時代もあり、その当時は、保健所が行っていた。しかし、それがいわゆる〝地方分権〟という流れの中で、都道府県から、市区町村に下ろされてきたのである。わかりづらくて恐縮だが、特別区の場合には、こういった保健所業務と市区町村業務が同一の場所とスタッフによって担われていることが多い。

ところが、多摩地域の保健所と市町村の関係はそうではない。後に述べるように、多摩地域の保健所は都道府県立の保健所なので、3歳児健診は行わない。もちろん、1歳6カ月児健診もしないし、成人歯科の対人サービスも行わない。それは、保健所の管内の市町村の保健センター（名称は、いろいろあるが）が、それぞれ行うからである。

では、都道府県立保健所は何をするのか、ということになる。それをこれから述べたいと思う。

私が行政に入って19年目の二〇〇〇（平成十二）年、特別区から東京都に異動になり、その最初の赴任地が多摩小平保健所だった。多摩小平保健所が所管していた市は、小平市、西東京市（旧田無市と旧保谷市が二〇〇一年に合併）、東村山市、清瀬市、東久留米市の5市であった。

着任して早々、前任の歯科医師から言われたのは「都の保健所の仕事は市町村支援です」との一言であった。先ほど述べたように、都保健所では特別区で行っていたような市区町村業務としての健診事業は行わない。だとすれば、一体何をするのか、という問いの答えは〝市町村支援〟だということなのだ。

支援？　一体何を、どのように支援するのだろうか、と誰でも思い悩むに違いない。また、もしかすると市町村側から言わせれば、〝支援〟なんてしてもらう必要もないし、かえって〝迷惑〟という場合もあるかもしれない。しかし、今日の地域保健法という法律に基づけば「技術的助言・必要な援助」ということになっている。

そこで、私も一体何をすることが市町村に対する〝支援〟となるのかということを考えた。まず思いついたことは素朴に「市町村は、一体、今何に困っているのだろう」ということであった。つまり市町村という自治体そのもののニーズである。そして、もう一つ、「市町村の歯科保健の現状と課題は何だろう」ということであった。

まず、市町村の困りごとについては、各市を回って担当者の話をじっくりと聞いてみることにした。すると、多摩地域の多くの市町村は、行政組織の中に〝常勤の歯科衛生士〟が配置されておらず、〝非常勤の歯科衛生士〟で対応していているために、「非常勤職員」という立場の不確かさからくるむずかしさが多々あった。たとえば、常勤歯科衛生士なら当然出られる会議も非常勤歯科衛生士だと出席できない、ということであった。

さらに、今日の行政における歯科保健・医療は、関係団体とりわけ地区歯科医師会の協力なしには考えられない。ところが、市町村には、国の歯科保健・医療に関しての情報量が必ずしも多くなく、常勤の歯科担当者がいない場合には情報が入りにくくなり、その結果さまざまな事業の検討・交渉において困難が伴う場合が少なくない。そういった場合、公平かつ公衆歯科衛生の専門的な立場で意見を言ってくれる都保健所の支援は、大変プラスであると言って過言ではなかろう。各市の歯科保健の会議において、アドバイザーとしての立場で助言をすることは、大いに意味があると考えた。

次に、市町村の歯科保健の現状と課題について、まず、地域の実態把握をすること、すなわち地域診断と呼ばれる分析をすることが大事であると考えた。

## 地域診断とは

地域診断とは、その地域の社会資源（病院・診療所等の医療機関、介護保険施設等の高齢者施設等）、住民の健康状態（むし歯の罹患状況、歯周疾患の罹患状況、住民の歯・口の満足度等）、保健行動の傾向（1年間に歯科診療所に通院する回数、1日の甘いものの摂取量、歯みがきの回数等）など、さまざまなデータを分析し、地域の健康に関する課題を明確にすることをいう。

その上で、それに対する施策を立案するのが、行政の歯科担当者の役割であるといえよう。とすると、地域診断こそあらゆる政策形成のベースになるといえる。

この場合、担当地域のデータだけで物がいえるわけではなく、当然のことながら全国の平均値（たとえば、国の歯科疾患実態調査の数値等）や都道府県の平均値、もしくは同規模の自治体のデータなど、比較する対象が重要になってくる。故に、こういった物差しとなる平均値と担当地域の比較を常に行えるよう、データを整理しておく必要がある。

具体的には、どの自治体も事業概要という年間の事業実績、健診結果をまとめて発行している。その事業概要の数字を経年的に追っていくことで、むし歯の罹患率の推移のようなグラフを作成することが可能になる。このような手法は、古典的かもしれないが、非常に大切であることは言うまでもない。

また、地域ごとに白地図に色塗りをするように、地域の罹患率を表してみることも、傾向を知ることにつながる場合がある。

ともあれ、一つの指標の経年的な変化を見ることにより、現在、行っている施策の効果等の判定・評価にもなることから、この地域診断を地道に継続していくことは科学的行政としての公衆衛生上の大きな意味があると考えられる。

都道府県立保健所が、そういった地域診断を市町村と一緒になって実施し、市町村の今後向かうべき方向性を共に考えていくということが、支援といえると思う。

地域診断について、一言追加しておきたい。

上述のように、地域診断と言うと、地域の健康に関する現状を数値に拠って分析していくことが最も一般的であるが、その一方で、実は、もっと大事なことは、その地域の現場の関係者から徹底的に話を聴くということにより、地域の問題・課題が浮き彫りになることが少なくないことも忘れてはならない。臨床の診断行為における問診の重要性は今さら言うまでもないことであるが、実は、地域診断においても、この聴くという行為は、大変重要である。地域で住民に直接触れているさまざまな職種から、生の話をたくさん伺い、そこから、さまざまな実態を推し量っていくことは、その地域の眼に見えぬ〝何か〟を知る上で、大切である。この何かが、いつか地域の健康課題の発掘につながることもある。

都道府県立保健所は、住民に直接触れる事業やサービスをあまり持たないことから、現場が見えないということをよく聞くが、そう嘆く前に、現場を担当する市町村の関係者、あるいは、医療・介護従事者の話を聴く中から、その地域の診断の材料が生まれてくることを知る必要がある。

## 四　公衆衛生のゴールを考え、共有する　―東京都健康推進プラン21、宮崎監督―

二〇〇〇（平成十二）年、「健康日本21」という健康づくりの計画と目標が、厚生労働省から示された。これは、アメリカの「ヘルシーピープル２０００」という米国民の健康づくりの計画をモデルに、さまざまな生活習慣病に関する行動目標を設定した計画であった。

東京都は、これをさらに「東京都健康推進プラン21」として二〇〇一（平成十三）年に策定し、細かい数値目標を掲げたのである。歯と口の健康づくりに関しても、このプランの中に位置づけて推進を開始した。

多摩小平保健所（北多摩北部保健医療圏）においても、この都の行動計画・数値目標に基づいて圏域の歯科保健の推進のための施策を考えることにした。

しかしながら、杉並区に以前勤務していた時と一番異なったことは、前述のように、区であれば健康教育や健診事業を直接住民に行えたが、都保健所では市町村の計画づくりのお手伝いの支援はできても、直接住民に接する仕事をしないため、一体都保健所は何をすることが住民にとって意味があるのかわからず、正直悩んだ。

そこで、まず原点に帰って、行政がどのようなストーリーによって、地域住民の歯科保健を進めていくかということを改めて考えてみることにした。

私の基本的な考え方は、「歯と口の健康づくり」を一般の歯科診療所をベースに行っていくということであった。これは、公衆衛生を志すきっかけとなった片山恒夫先生の考えにも通じる。

また、当時、多磨小平保健所で調査をした結果から、地域の約70％の人がかかりつけ歯科医を持ち、また、そこで定期的に健診を受けている人が約40％もいるということがわかった（**文献30**）。

これに、かかりつけ歯科医でなくても治療のために受診をする人々を加えれば、きわめて多くの住民が歯科診療所に通っているわけである。

もし、歯科診療所が〝歯科疾患を治す〟だけでなく、〝歯と口の健康づくりを行う〟場所となれば、健康づくり運動は大きく進むのではないか、と考えられた。

ここには、歯科における今日の「かかりつけ歯科医」の概念が、医科の「かかりつけ医」とは若干異なり、予防・健康づくりという視点が少なくないという点、そして、乳幼児から高齢者までライフステージに沿って、生涯を通じて治療・健康管理をしていくという点も、医科とはやや異なると考えられた。

そこで、歯科医師会の先生方と協働して、一般の歯科診療所が「かかりつけ歯科医機能」の中で、むし歯や歯周病の予防を行うという仕組みを考えていくことにした。それは、従来の歯科診療所が「歯科医に行くと、歯を削られる」というイメージが強かったのに対して、これからの歯科医は、患者さんと一緒になって、歯と口の健康を育てていくという役割に変わっていこうというものであった。そのための診療報酬のあり方など、種々の課題はあろうが、まず歯科医師会の先生方と話し合いの場を持つことが必要だと考えた。

そこで、圏域6市（後に5市）の歯科医師会の会長方との会議に加えて、各歯科医師会の公衆衛生担当理事の先生方との話し合いの場を持つことにした。

これは、歯科医師会会長との会議を通して、地域全体でどのような歯科保健の取り組みをするかという大きな方向性を決め、その上で、具体的な取り組みの内容を、理事の方々と議論して決定し、それに基づき実際の事業を進めようというものだった。

今回の「健康推進プラン21」に関しては、各歯科診療所に掲示していただく普及啓発用のポスターを行政が作成して、配布することにしたのである。

これは、①健康に関する歯科の目標（たとえば、歯をみがく時に、1回に10分の時間をかけてみがく等）を住民に周知し、目標を達成する意識の醸成と具体的な行動の変容を目指す、②歯科診療所の歯科医師に、都の目指す目標（40歳で進行している歯周病にかかっている人を20％未満に、等）と、それに対するこの地域の現況を知っていただくことで、健康づくりの実施者としての意識の高揚を図る、③ポスターに掲載する内容を歯科医師会の理事と一緒に検討することにより、歯科保健目標の推進に関しての主体的な意識を高めていただく、という3点を目標に掲げた。

実は、このポスター作成の案は、多摩小平保健所の課長だった医師のアイデアであったことも、私を非常にやる気にさせた。それは、保健所内で常に医師・歯科医師が協働して仕事をすることで、大きなメリットがあると感じていたからである。

そこで、多摩小平保健所管内のむし歯の罹患率のデータを、各市から提供いただき、北多摩北部保健医療圏のデータを計算し、それを都全体のデータ等と比較して、わかりやすく表した。そして、この地域の問題点を住民・歯科医師双方にご理解いただこうと考えた。

その上で、私はこのポスターにもう一つ、目玉となるような記事を入れたかった。一般の歯科保健の普及啓発の決まりきった内容では、住民の行動の変化を生むようなインパクトは与えられないと思ったからだ。

そこで、人に強い印象を与えるような有名人に登場してもらい、歯と口の健康づくりについてのインタビューに答えていただき、その方の熱い言葉で、市民に向けてメッセージを伝えてもらおうと考えた。

そして、その〝有名人〟を他ならぬアニメーション映画の宮崎駿監督にしたかった。その理由は、宮崎作品が持つ思想性とエンターテインメント性が、住民にメッセージを伝える上で、きわめて好感度が高いと考えたからである。そして、第二章八節で述べたように、とりわけ彼の思想の持つ今日の時代への示唆に、私自身が常に共鳴していたからだった。

たとえば、彼はその作品の中で、日本古来のものの考え方や文化等をリアルに描いていることが多い。「もののけ姫」では、日本人が、自然の中にさまざまな畏敬すべきものを見出したことを重要視している。この傾向は、「千と千尋の神隠し」にも見て取れる。大きくいえば、人間は自然の中で生かされている存在であるということであろう。

さらに、「千と千尋の神隠し」の中で、千尋という主人公が、年老いた魔女の下で辛い仕事をすることになり、ハクという恋慕の心を抱いている青年からもらった大きなおむすびをほおばるシーンに、私は惹かれた。本当にお腹がすいて、自分を思ってくれる人とおむすびを食べながら両親への思いに泣くシーン。これは、切ないまでに人間の食と人への思いを表していて、印象的である。

今の飽食の時代に子どもたちが、〝身体を精一杯動かし〟、〝食べたい〟という欲求を強く持ち、ご飯にありつきながら〝他人《ひと》のことを強く想う〟という体験は、きわめて貴重であるに違いない。真の食育とは、そのようなことではないか、と私は思ったのである。だから、宮崎さんに私たちのポスターの中で、彼が子どもたちに伝えたいことを、愛情を込めて語ってほしいと思った。

しかし、私はスタジオ・ジブリにはなんのコネクションも持っていなかったので、やむを得ず、長い手紙を書いて送ることにした。宮崎さんにインタビューを受けてもらうには、監督の心を動かさねばと思ったからである。

まず、以前「もののけ姫」のセル画をお借りし都歯科医師会の事業で使わせていただいたことを書いた。そして、その上で、多磨全生園に関わったエピソードを書いたのである。

多磨全生園とは、東村山市にあるハンセン氏病の療養施設である。ハンセン氏病は、周知のように、過去にはらい病と呼ばれ、日本の医療政策の中では、長い間、患者の隔離が行われてきた疾患である。二〇〇一（平成十三）年、熊本地方裁判所の判決で国が敗訴した際、当時の小泉純一郎首相は控訴せず、国を代表して謝罪した。

宮崎さんは、この多磨全生園を〝人権の森〟という形で世に知らしめる取り組みに賛同し、不当な差別で苦しめられてきた誤った歴史をしっかりと反省し、人の尊厳を守ろうと考えたのだと思う。

そんな経緯も踏まえて、全生園の看護学生の教育を担当していた私の経験を書いた。そして、自分の健康づくりに関する考えを書いた上で、保健所の啓発活動にご協力をお願いした。

ポストに投函してから2カ月近くの日が経ったと思う。お願いの期限が来ても、宮崎さんからはご返事をいただけなかった。

そこで、思い切ってスタジオ・ジブリの事務所に電話をしてみることにした。

電話の向かう側からは丁寧な女性の声が聞こえてきた。

「申し訳ありません。宮崎は現在、次回作の『ハウルの動く城』を制作中でございまして外部の方とはどなたとも一切交渉をしておりません」と言われた。

正直、ちょっと残念な気持ちになった。しかし、超多忙な宮崎監督が時間を空けてくださると考える方が安易だったと気づき、次の対策を考え始めた。

電話から何日か経った日、トトロの絵が入った可愛い便箋にお詫びの手紙が届いた。私は、その便箋に書かれた、素朴なお詫びの言葉に、疲れが吹っ飛んだ気がして、また、宮崎作品がさらに好きになってしまった。

そんなこんなで、宮崎監督を多摩小平保健所のポスターに掲載する企画は日の目を見なかったが、チャレンジしたことに、不思議な充実感を覚えたものであった。

いつも思うのだが、企画というものは、「自分がこういうふうにしてみたい。」という夢を持ったら、まずは、バッターボックスには立ってみることだ。そして、バットを持ち、思い切り振ってみることが大事だと思う。結果、三振に終わっても後悔はないし、もし、万が一にもそれが実現できれば、大きな夢への一歩が開かれたことになるのだから……。

もう一言。なぜ、こんな失敗談を長々と書いたかといえば、チャレンジした企画は山ほどあっても、そのうち真に日の目を見るものは少ないということである。そして、よしんば企画が通って実施の運びに至っても、成功の2文字に達するものは少ないだろうと思うのである。

しかし、行政は失敗できないから、前例踏襲をすればよい、ということではないはずだ。

あえてチャレンジャーとして、新たな企画を世に問い、仕掛けていくことが大切ではないかと思うからである。

ある意味で、本書自体もそのチャレンジの表れだと思っていただければ幸いである。おそらく、こういった歴史の水面下の部分を書くような書には、賛否両論があるに違いない。たしかに、「はじめに」で書いたように、歴史は一人で作るものではないからである。

ただ、今の社会はさまざまな部分で、というよりは社会全体で、制度疲労を生じてきている。今、どこかを変えていかなければ、きっともっと大きなしっぺ返しに、私たちあるいは私たちの次の世代は、直面しなければならない。だとすれば、今、必要だと感じたことに挑戦することで、今までにない何かが変わり、わずか数ミリでも社会のどこかが動くのなら、それはやってみる価値がある、と私は思う。

結局、この東京都健康推進プラン21の歯科保健目標の普及啓発用のポスターは、無事に完成し、各歯科診療所などに掲示された（図14）。

そして、その後、私たちが歯科医師会の会員に対して行ったアンケート結果では、健康推進プラン21に対する認知度は増加した（図15）。

さらに、歯科医師の「かかりつけ歯科医」の機能として、「予防や定期的な健診を進める」

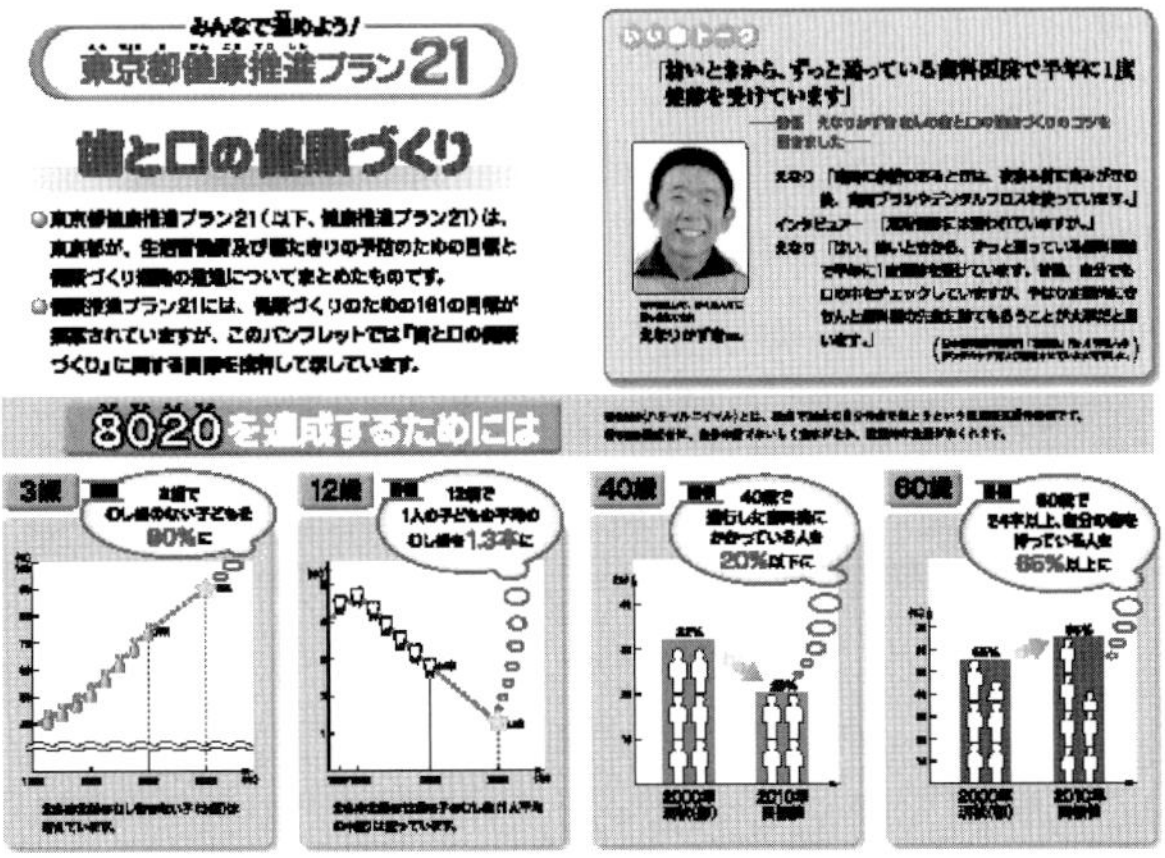


図 14　歯科診療所に掲示された北多摩北部保健医療圏のポスター～歯科医師会の先生方と一緒に作ったことの意味が大きい～

という項目に対する意識が明らかに高くなっていた（図16）。

私は、これは歯科医師会の会員の意識の中で「予防」の概念が、さらに浸透していったからではないか、と考えた。その際に、私が特に大事だと思ったのは、地区の歯科医師会会長そして現場を仕切っている公衆衛生担当理事の方々が本気になった、ということが大きかったと思う。

結論からいえば、歯科医師会のトップである会長そして公衆衛生の最前線に立つ担当理事と共通の目標を持つことにより、その影響は歯科医師会の会員に浸透することが可能なのではないか、と考え

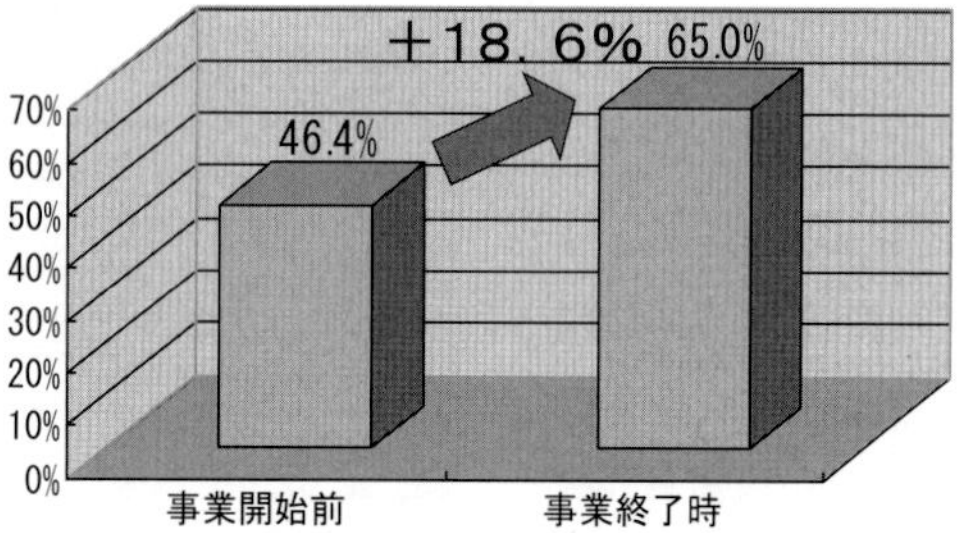


**図 15**　健康推進プラン 21 を読んだ歯科医師の率の変化（平成 21 年度　3 学会合同シンポジウムにおいて）

られた。

この取り組み以降も、さまざまな自治体の中で、私は関係団体のキーパーソンとなる会長との会合、そして中堅の理事の方々と実務担当者レベルでの会合の双方を、定期的に持つことを試みてきた。

次に異動した多摩立川保健所でも、大変よい関係が築けたし、その後の新宿区に異動してからも、行政の最前線の私たちと歯科医師会の執行部のキーパーソンの方々とで定期的に会合を持って、お互いの目標・方向性を常に確認しながら進んできた。これも、きわめて良好な関係性に発展した。

さらに、新宿では単に歯科医師会に限らず、医師会の方々とも会議の場を設置していただくことができ、これも大変大きな効果をあげることができたと自負している し、関係された医師会の方々に心から感謝している。

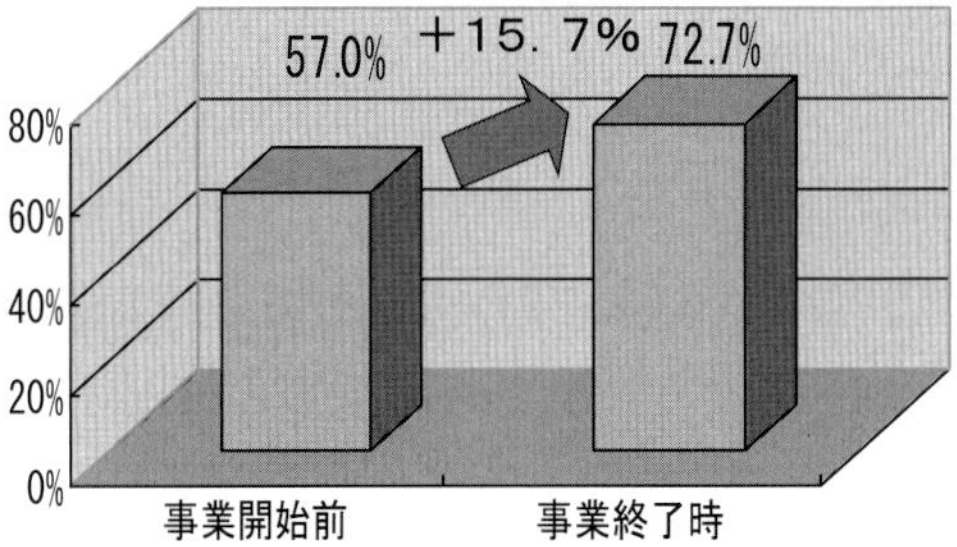


図16　予防や定期健診を進める歯科医師の率の変化(平成21年度　3学会合同シンポジウムにおいて)

何はともあれ、関係者が定期的に〝話し合い〟、互いの目指すことを確認することの重要性、とりわけ、その組織の中枢の方々との相互理解が、大きな効果を生むことを記しておきたい。

## 五　地域の優れた人たちの活動に学ぶ　―地域づくりの基本―

「むし歯予防は育児です」、この言葉は、前述した臨床家であるとともにむし歯予防でも有名だった丸森賢二先生が、よく口にされたフレーズである。しっかりとした育児をしていくことこそ、歯を健全に守ることができるとの意である。では、しっかりとした育児とは何かといえば、好ましい食生活、とりわけ適切な甘味摂取、バランスの取れた食事内容と十分な咀嚼、そして自らの健康を自らが守る歯みがき習慣などと言えるだろう。その丸森先生のグループが、むし歯予防研究会として横浜の地で勉強会を行っておられた頃、私も折に触れて参加させていただいた。

その中で活動されていた開業医の三上直一郎先生が、私のいた多摩小平保健所の管轄の東村山市内で診療所を開設されていた。そこで三上先生に、むし歯予防の活動をさまざまに教えていただきながら、歯と子育ての関係について摸索した。特におやつの与え方など、今聞けば至極当たり前のことではあろうが、現実に親子を保育園や学校で指導されている歯科医師の言葉には重みがあった（**文献31**）。

当時は、社会環境の変化の影響で子どもの生活も急速に変化し、脅かされていた時代であった。『子どものからだは蝕まれている』（正木健雄・野口三千三著、柏樹社、一九七九年）といった世に警鐘を鳴らすようなタイトルの書籍が出版され、保育等の現場では、基本的な生活が崩れてきた家庭のひずみを指摘する担当者の声が相次いだ。

そこで、地域に根付いた健康づくり活動をしたいと考える歯科医師の方々と連携して、「育児という視点」からむし歯予防を進めようと考えた。具体的に何かができたというわけではないが、たとえば市の保健センターで行われる健診担当者の研修会の講師としてお話をする機会を与えられると、上述のような考えを伝えた。

基本に立ち返り、奇をてらったものではなく、子どもの生活全体をもう一度見直してみようというスタンスであったといえる。この方向性は、私たちの公衆衛生活動の基本といえると思う。地域の中で同じスタンスで公衆衛生活動を進めていけるキーパーソンを探し出すことは大変重要である。そのような地域の活動家・実践家とコラボレーションすることが、行政が生き生きと施策を展開する上で大きな鍵となる。

それぞれの地域には、必ずといっていいほど、地域の中でがんばっている実践者がいるものだ。そういった〝人〟や〝活動〟を「見つける」という作業が公衆衛生では肝心であり、まさに、保健師の活動はその典型であり「見る」「つなぐ」「動かす」というキーワードで明らかなように、そういった事例を「見つける」ために地域に出て行くのである（**文献32**）。

そして、実践者を相手に語り、共に学び、よい関係性を作っていくことである。それが、その後の施策づくりに大きく影響してくることが多い。この集積が、おそらく地域づくりと呼ばれるものである。

これを別の視点から見れば、地域やそこで活動する人、そして内容がそれぞれ違うのだから、その上にできあがる施策も自ずから少しずつ違って当たり前なのではないだろうか。だからこそ、地域保健は画一的なマニュアルでどうにかなるというものではなく、それぞれの地域の中で苦労しながら作っていくものだといえる。ここで指摘したいのは、地域の中で活動している人にしっかりと目を向けて、一緒に地域を作っていくことの大切さである。

その後、多摩小平保健所管内にある東大和療育センターという障害者専門医療機関に当時いらした中村全宏先生を中心に、多摩地域で障害者歯科の勉強会も始まった。研究会活動を通して、〝自分たち〟にとっての課題や知りたいことを、〝自分たち〟が作った場で勉強・議論をするということになった。そして、この勉強会に集う人々は、三上先生はじめ地域で熱心に健康づくりや医療連携をしようという人たちであった。たとえ、テーマはさまざまであっても、地域のこういった会に集うメンバーは、共通の顔ぶれが多かった。

つまり、「地域の中で、よい活動をしたい」と思うコアのメンバーは、ある意味似通っており、そういう人たちのネットワークを作りあげることは地域づくりの基本といえる。

## 六　都道府県立保健所が行う専門的な技術支援とは　―障害者歯科保健の推進を例に―

都保健所の歯科保健の取組みとして何を行うかについては、前述した〝市町村支援〟以外に、個別的なテーマとして「障害者歯科保健の充実」があった。これは保健所の〝専門的技術支援〟という領域であった。

当時、障害者がかかりつけ歯科医を持つという条件は、まだ十分に整っていなかったといえる。杉並区の保健所時代（第二章四節）で触れたように、近年、都としてもあるいは全国的にも、歯科医師会が障害者歯科医療を行う拠点として「口腔保健センター」という名称の障害者歯科診療所を設置している自治体が急増した。都の中でもとりわけ特別区（23区）は、人口規模的にもまた財政的にも、それを可能にする基盤があったといえる。

しかし、多摩地域の各市は、人口の多い八王子市と町田市、府中市などを除けば、概ね人口が5～6万人から10数万人と、特別区と比較しても小規模な自治体であった。したがって、市が単独で障害者専門の歯科診療所を設置するのは財政的に困難であった。

そこで、都保健所としては障害者の歯科医療を行う地域の体制づくりの一環として、障害者歯科保健推進事業を行っていた。

これは、地域の障害者の歯科健診と歯科保健指導を行うことにより、障害者の口腔の状況の実態の把握と歯科疾患の予防ならびに歯科診療所への受診行動の推進を行うものであった。特に、地域の歯科医療を担う医療機関相互の連携を進めることにより、治療に際して大きな困難を伴う障害者の健康を守ろうと考えたのである。

具体的には、地域の一般の歯科診療所のかかりつけ歯科医と、病院や障害者のための専門歯科医療機関が役割を分担し、「簡単な治療と予防のためのフッ化物塗布などはかかりつけ歯科医」、「複雑かつ専門的な歯科医療は専門医療機関」とそれぞれが果たすべきことを明確にしながら連携をしていくことにあった。このことで地域の中で効率的な歯科医療の体制が構築できると考えた。

その際に、保健所（ある場合は市町村）は、障害というものの特性を理解するための専門職向けの研修の実施、専門医療機関とかかりつけ歯科医との連携を進める情報収集と発信、普及啓発用の媒体の作成、実態把握のための調査等、さまざまな取り組みを行った。このことにより、障害者が地域で安心して歯科医療を受けられる体制づくりを目指した。

この場合、知的障害、身体障害、精神障害の3つの障害に加え、ウイルス性肝炎等感染症の有病者の歯科治療なども対象に加えた。なぜなら、ウイルス性疾患については、当時、一般の歯科診療所では、まだ十分な感染防御対策の準備が整っていない場合もあり、そういったさまざまな配慮が必要な人たちの受診も可能となるような地域の診療体制の構築が求められていたからである。

こういった保健所の地域に対するさまざまな取り組みの効果もあり、障害者の方々が安心してかかれる、かかりつけ歯科医を持つ率が、着実に増加していったのであった。

## 七　キーパーソンの見つけ方 ―紹介されたら、必ず〝会う〟という習慣を―

二〇〇五（平成十七）年四月、私は5年間お世話になった多摩小平保健所から、多摩立川保健所に異動することになった。

多摩立川保健所は、その名のとおり立川駅近くに位置していた。行政に勤務するものにとって異動という配置転換は宿命であり、避けては通れないものである。行政において異動ということは、同一地区を長く担当することによって起きるデメリットを防ぐことにつながる。デメリットの例をあげると、①同一の地域、部署を長く担当することで、業務のマンネリ化や、内外の人的関係の硬直化が起こる場合がある（この極端な例が、官民の癒着である）、②担当者自身にとっては新たな環境に触れないため、能力向上が図りにくい、などであった。

一方、短期間で異動をする場合のデメリットもある。たとえば、①担当者が代わったことにより、事業が継続しにくい場合がある。これは、よく歯科医師会などの関係団体の方々が言う「担当者が代わって、今までの経緯を全く知らない者が来て、ゼロから伝えなければならず、困った」ということである。②また行政側からいうと、新たな地域で全く知らない人的環境（役所内部・地域の関係者等）で事業を実施しなければならず、関係性の構築に時間がかかる、ということがある。

私は異動したら前任者の仕事をいかに継続するかを最重要視した。そうでないと、前述の「人が代わったら、今までの仕事がうまくいかなくなった」などということになりかねず、ひいては行政が行う事業に対する不信感を惹起しかねないからである。もちろん、どのような事業も完全ということはないのだから、ただ継続すればよいという考えは誤りで、少しでも改善すべき点は変えていく努力が必要なことは言うまでもないのだが……。

もう一つ、異動にあたって心がけた点は、異動先の地域のキーパーソンの情報を速やかに集めて、異動直後、できるだけ早い時期にその方とコンタクトを取れる方法を準備するということである。

多摩立川保健所への異動の挨拶の際、多摩小平保健所でお世話になった医師会の重鎮である先生に「今度、多摩立川保健所に異動になったのですが、先生、あの地域でキーパーソンとなる方を紹介していただけませんか?」とお願いした。するとその先生は、2人の名前を挙げられた。

私は常々「優れた人・いい人の後ろには、たくさんの優れた人・いい人がいる」と思っている。そこで異動して日が経たないうちに、先生が挙げられた名前の方々に、ご挨拶をしに伺った。

その中には、日本の在宅医療の第一人者である新田國夫先生がおられた。先生には、この後述べる摂食嚥下機能支援の取り組みをはじめ、さまざまな地域医療の仕組みづくりに、大変な協力をいただき、大きな成果を得ることができた。

つまり、異動後速やかに地域診断をして、その地域のキーパーソンを見つけだすには、実は、以前の担当地域の時代のネットワークも駆使して準備をすることが功を奏することもあるといえよう。そして、これは私の仕事の流儀のようなものだが、「紹介していただいた方には必ず会う」ことが大事だと思っている。

なぜなら「この人に会ってみたら」という相手の言葉には、その方が生きてきた人生の経験に裏打ちされた人物眼に適った人材という意味合いがあり、まさに〝お会いすべき価値のある人〟の場合がほとんどだからである。

そして、その〝縁〟を大切にすることで、重要なチャンスを得る場合が少なくない。

# 第四章　生涯、口から美味しく安全に食べるために

## 一　食べる機能を支援するまちづくり　―摂食嚥下機能支援事業を立ち上げるまで―

多摩立川保健所の所管区域は、立川市・昭島市・武蔵村山市・東大和市・国分寺市・国立市の6市である。

さっそく取り組んだテーマは、「摂食嚥下機能支援事業」であった。摂食嚥下機能とは、食物を眼で認識し、手で取り、口に運び、咀嚼して、飲み込むという一連の食行動をいうわけだが、障害のある人、あるいは高齢者で食べる機能の衰えてきている人は安全に食事を摂ることができないという大きな課題があった。

私の前任者の時からこの保健所で行われていた事業では、この摂食嚥下機能支援は、乳幼児・障害児に対して行う支援であった。

これは、昭和大学の口腔衛生学講座（当時）の諸先生方が、当時、全国に先駆けて行っていた摂食嚥下機能支援の取り組みが土台となっていたといえる。その中でも、乳幼児の発達

期および障害児の摂食嚥下機能支援が中心となっていた。

実は、摂食嚥下機能支援という領域は、全国的にはまだ馴染みのない時代だったといえよう。前述（第一章八節）したように、一九九五（平成七）年に、日本摂食・嚥下リハビリテーション研究会が昭和大学で行われてから、この分野は、燎原の火の如く各領域の中に広がっていった。

最初は発達期および障害児の摂食嚥下機能支援だったものが、さらに高齢期あるいは要介護状態に対するものに広がると共に、その関連する職種がきわめて広範にわたったことが、この領域の学際的であるという証拠であった。

と同時に、わが国の世界に例を見ない急速な高齢化の波の中で、在宅医療へのニーズの拡大、そして地域包括ケアという新たな枠組みの中における在宅医療のもつ重大性により要介護高齢者の在宅療養における摂食嚥下機能支援というテーマは、従前の障害児・者という対象人数の限られた領域に比べ、アッと言う間に、日本の高齢者の数十％というような、大きなニーズを内包した問題へ拡大していった。

さらに、この領域の重要さは、単に摂食嚥下障害という医療の領域における〝機能面〟のみの課題ではなかった。高齢者が最期まで自分らしく生きるという意味において、〝食べる〟

という問題に関わる福祉・介護・生活支援の人々にとっても、きわめて重要なテーマであったことが、この領域への関心を一気に高めた理由でもあった。

そんな時代の変遷の真只中にいた私たちは、「障害児の摂食嚥下だけではなく、高齢者への摂食嚥下機能支援を地域で行えるまちづくり」という概念を提案したいと考えた。

そのことを、日本を代表する摂食嚥下障害の第一人者であった昭和大学歯学部　金子芳洋教授（当時）にお尋ねする機会に恵まれた。

それは丁度、東京都歯科医師会の委員会の帰りの車中であった。私は、思わず金子先生に「今、私は立川地域を担当していますが、先生、全国で『乳幼児から高齢者まで、ライフステージを通じて食べる機能を支援する地域』というようなものはあるのでしょうか？」とお聞きしてみた。

すると金子先生は、「不勉強なのでよくわからないですが、おそらく、ないのではないかと思います」と謙虚におっしゃられた。

この博学な先生が「ない」とおっしゃるなら、きっと「ない」に違いない。ないなら作ればいいと思った。そこで先生に、「立川で、そういう『まちづくり』をやってみたいと思います」とお伝えしたのである。

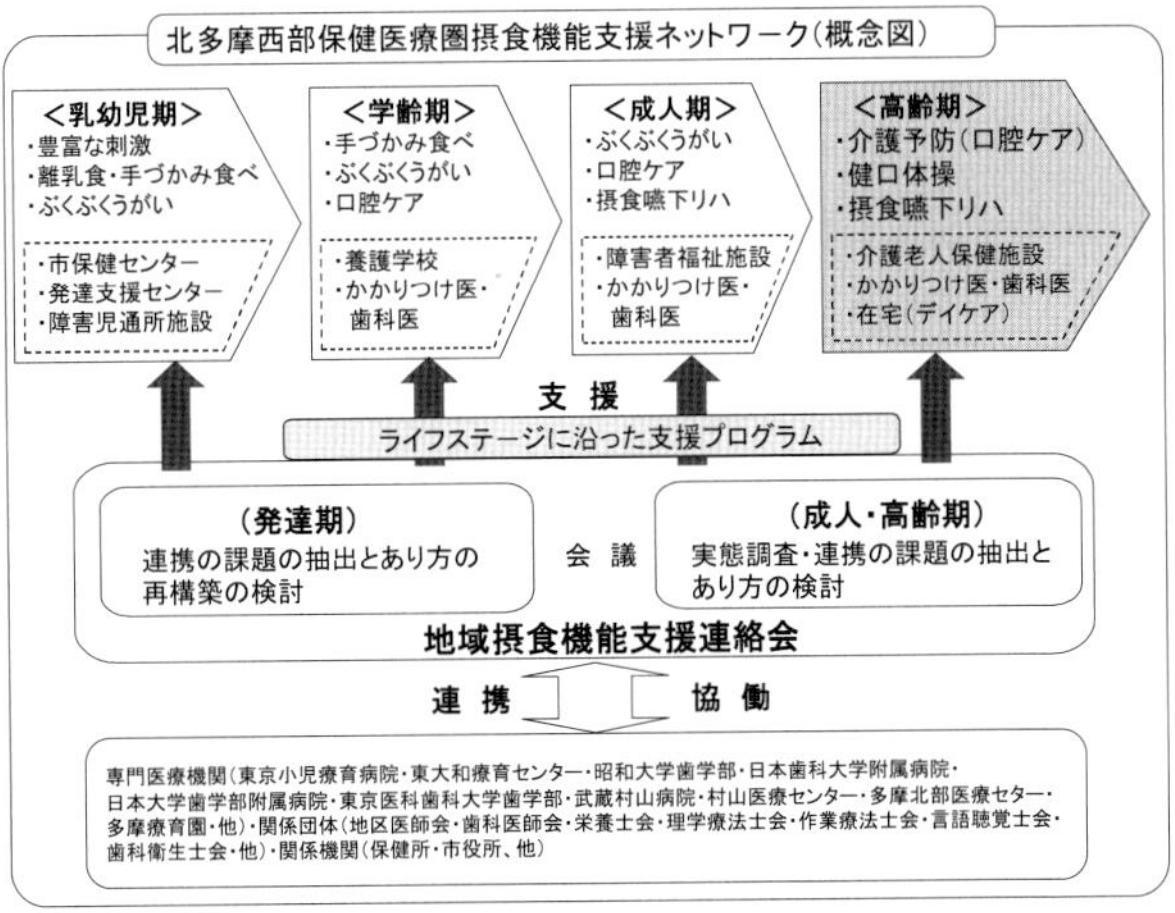


**図 17**　ライフステージを通じて食べる機能を支援できる体制づくりのイメージ図

それから何日かして、私は1枚の図を持って、多摩立川保健所の赤穂保所長（当時）の部屋のドアを叩いた。

「今やっている乳幼児の食べ方支援を高齢期まで拡大して、ライフステージを通じて、地域で摂食嚥下機能を支援できる体制づくりをしたいのですが……。」と言いながら、**図17**を見せた。しばし図を見ながら説明を聞いていた所長は、「やってみたらどうか」ときわめて前向きな判断を下してくださった。それが、北多摩西部保健医療圏摂食嚥下機能支援事業の高齢期バージョンの始まりであった。

## 二　ヘルスプロモーションの原理と方法　―赤穂先生から教えていただいたこと―

ここで、公衆衛生活動を行う上で大変重要となる原理・原則について、私が当時の上司であった赤穂所長から教えていただいたことに触れておかねばならない。縁とは不思議なもので、先生とは遡ること6年前、杉並区の保健所に勤務していた時に、先生が所長として異動された時にも、さまざまな教えをいただいた。その中でも、私が終生大事にしてきた理論について、二つほど記しておきたい。

その第一は、「ミッション・ビジョン・ストラテジーという論理で考えよ」ということであった。

私を含め当時の保健所職員は、事業の企画案や進行管理の資料を所長にお見せすると、しばしばゴール（目指す姿等）が明確でない、とご指摘をいただいた。このことの意味は、料理を例に取るとわかりやすい。料理を作る時にじゃがいもの皮を丁寧にむくのはよい。しかし、そのじゃがいもで何を作りたいかが明確でない、と注意を受けたのである。つまり、芋の煮っ転がしを作りたいのか、それともカレーライスを作りたいのか、というメニュー（目的）がはっきりせず、ただ丁寧に皮むきをすることに精力を注ぐと、じゃがいもの皮はむけたが、「さあ、どうしよう」ということになりかねないということなのである。

これを私たちの行う事業に当てはめてみると、事業の目指すゴール（目的・目標）がはっきりしていない事業は、結果として筋のよい仕事にはならず、ピンボケになってしまう。

そこで赤穂所長が教えてくださったのが、「ミッション・ビジョン・ストラテジー」を考えた事業の組み立てであった。ミッションとは、目指すべき理想像、具体的には「すべての人びとの健康の実現」、ビジョンとは、そこに至るための大きな絵柄、具体的には「健康なまちづくり」、そしてストラテジーとは、その絵柄に到達するための方策、具体的には「ヘルスプロモーション」ということだと教えていただいた。さらに近年いただいた書簡には、そこにタクティクス（tactics：戦術）＝あらゆるレベル（場）におけるたゆまぬ仕組みづくり、組織化、仲間づくり、ということが付記されていた。

私たちは往々にして、事業の具体的な細部にとらわれすぎ、目指すべき理想像を忘れ、また、その理想に到達するためのグランドデザインを描けていないことが少なくない。

赤穂先生からは、常に、そのような考え方の基礎を教えられた。

もう一つは、今述べたヘルスプロモーションの具体的な取り組みである。ヘルスプロモーションとは、語源的には、ＷＨＯ（世界保健機関）が一九八六（昭和六十一）年のオタワ憲章で提唱し、二〇〇五（平成十七）年のバンコク憲章で再提案した新しい健康観に基づく21

世紀の健康戦略で、「人々が自らの健康とその決定要因をコントロールし、改善することができるようにするプロセス」と定義されている。

しかし、これをさらに行政マンとして私たちの立場で読み替えてみると「役所のすべての部署に『健康の視点』を」ということになると教えられた。

たとえば、健康とは全く無縁と考えられる土木部や都市計画部のようなセクションも、「歩きやすい町づくり」というコンセプトでウォーキングを推進する施策を進めるとすれば、健康の視点が十分に取り入れられるといえよう。さらには、公園課などのセクションも、近年は公園内に高齢者が気軽に利用できる健康増進のための遊具を設置することで、住民自身が健康づくりを自主的に励めるための環境整備を可能にするといえる。

とすれば、自治体の総合計画をじっくりと見て、さまざまな分野の施策の中に、健康づくりを進めるための「鍵」と「取り組み」を見つけ、提案することが、ヘルスプロモーションの具体的な展開になると思う。

さらに現実的にいえば、役所は生涯、異動がつきものであり、住民の健康を所管する組織で、共に健康づくりの視点で政策形成に携わった事務職の方々が、その後、庁内の他部署に異動し、その新たな部署の政策の中に「健康の視点」を取り入れていただけるとしたら、まさにさまざまな分野に健康づくりのためのきっかけや仕組みができるといえる。

こういった総合的な健康づくりこそ、「健康なまちづくり」であり、ヘルスプロモーション活動の一つであるといえよう。

もとより、ヘルスプロモーション活動における主役は住民自身であるとすれば、こういった役所内での取り組みは一部であるかもしれない。しかし、そういった眼で、再度、私たちの勤める役所を眺めると、それは住民の健康をさまざまな角度から守り、育てる大切な機能をもつ組織であることがわかるのである。

話は広がったが、赤穂所長から教えていただいた二つの教えを、私流に解釈すれば、以上のようなことになる。

蛇足ながら、もう一つだけ付けると、そういった役所内での情報発信の大切さである。

東京都福祉保健局には、当時から「福祉保健局ミニ通信」という情報誌的なものが、都庁職員全員の個人端末に定期的に届けられていた。赤穂所長からは、このミニ通信に保健所が企画・実施した健康づくりに関するイベントや取り組みについて、常に投稿するように督励された。そして、赤穂先生の所長時代に、多摩立川保健所のミニ通信は投稿数が都保健所中第1位となる。これは自慢とかいうことではなく、いかに自分たちの仕事を他の部署に対して知らしめていくかということであり、それは上述のヘルスプロモーションそのものなのである。こういったことは、大変地道な作業ではあったが、大きな理念の実現に向けての一歩だったと思うのである。

## 三　事業化に向け、地域診断をいかにするか　―まず、ニーズの把握が重要―

私たちが、新しい事業を考える時、もっとも重要視することの一つにニーズの把握がある。一体、この事業を行う必要性はどの程度あるのか?

地域には、こういった問題を抱える潜在的なニーズはどの程度存在するのか?

それがわからないと、事業をしたいという思いだけで、尊い税金を使った新規の事業を立ち上げることは容易ではない。さらに、そのニーズは目に見えることがきわめて重要である。つまり、この地域にはこんなにニーズがあるとわかると、周りの理解が進むのである。

話を多摩立川保健所の摂食嚥下機能支援の取り組みに戻そう。

まずはニーズを把握するために、保健所の歯科衛生士とアンケート調査をすることにした。まず、対象を多摩立川保健所管内の高齢者施設とした。

アンケートづくりを始め、皆で話し合って、次のようなストーリーを考えた。この地域の高齢者施設の職員は、利用者の食事中のムセや誤嚥に困っている。困ってはいるが、相談する相手がいないのではないか、というストーリーであった。

そうだとすれば、高齢者が安全に美味しく食事が摂れるための環境づくりをしなければ、誤嚥性肺炎などが生じて危険である。そのような危険な状態を予防するための環境づくりとは、食事中のムセなどで困った時に、地域の中にしっかりと摂食嚥下支援の相談に乗ってくれる専門家がいるという環境である。最初はこのような荒削りなストーリーであった。

私は、行政における政策づくりで大事なことは、ストーリーだと考えている。このストーリーが、どれくらい周りの人たちに聞いてもらえるかで、この事業の成否はある程度予測できると思う。そして、行政に勤める歯科専門職の役割の大きな部分は、この「ストーリーづくり」であると思う。

なぜなら、このストーリーのメインテーマは地域の健康課題である。しかも、どちらかと言えば、まだ顕在化していない、言ってみれば〝未知の健康課題〟である。これを見つけられる職種は、公衆衛生に精通した医療専門職（医師・歯科医師・保健師・歯科衛生士・管理栄養士等）だと思う。

いったん見つけた健康課題を行政の政策として創り上げていく過程は、もしかすると事務職の方の方が長けているかもしれない。なぜなら、彼らの行政手腕は、私たち医療専門職の数段上を行くこともあるからである。しかし、地域の健康に関する〝未知なる課題〟を見つけられるのは、保健・医療の専門家としてのバックグランドを持つ私たちではないだろうか。

ここに、行政に医療職を配置することの大きなメリットがあると思う。だとすれば、地域の健康課題を発見しえない専門職の存在は意味がない、というぐらいの自分自身への厳しい問いかけを、いつも行う必要があろう。

さて、先ほどのストーリーづくりに戻ろう。

では、こういったストーリーの根拠となるアンケート調査は、というと、まさに、このストーリーを仮説としたアンケートでなければならない。

よく私たちはアンケート調査を行うが、一番よくないのは、「わからないからやってみた」というアンケートである。これでは、一体、何を明らかにしたくて調査をするのかがわからない。だからまず、仮説をしっかりと立てる。

今回の場合、①多摩立川保健所管内の高齢者施設の多くは、摂食嚥下の問題（食事中のムセや誤嚥）で困っている、②ところが、利用者のムセなどについて、専門家に相談したくても誰に相談してよいかわからないというのが現状である、という2つの仮説を立てて、これ

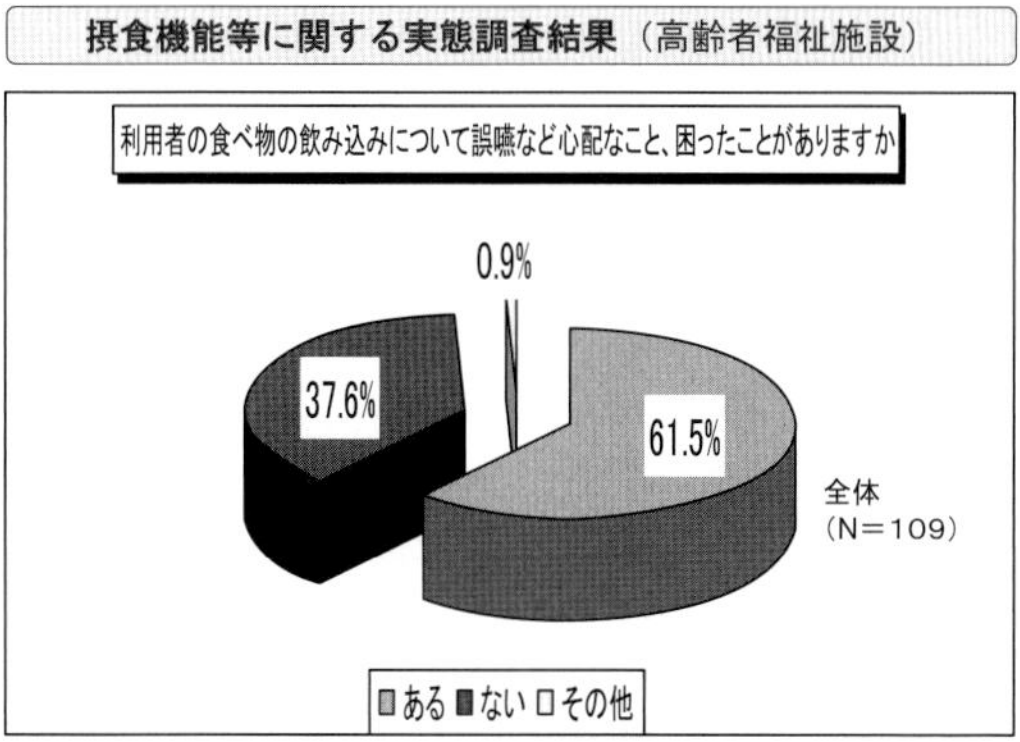


**図18**　ストーリーを証明するための仮説をアンケート結果から検証する—誤嚥を心配する施設が多い—

を検証できればよい、と考えた。もちろんアンケート項目は、他にもいくつか用意したが、結局、それ以降ずっと使い続けた設問と結果の図は、**図18、19**だけであった。

言葉を換えれば、この〝使い続ける図〟のイメージを最初に持てるかどうかで、この事業のストーリーづくりは決まってしまう。だから、最初にアンケートをつくる時には、欲張りすぎず、必要最低限の論理を大事にすることだ。

そして、もう一つ重要なことは、この最初のアンケート結果は、後にこの事業の評価にも使われる可能性が高いことも予想しておく必要がある。さまざまな事業を実施したら、結果の評価に最初のデータが必ず関わってくるので、十分注意が必要である。ともあれ、仮説を立てず

摂食機能等に関する実態調査結果（高齢者福祉施設）

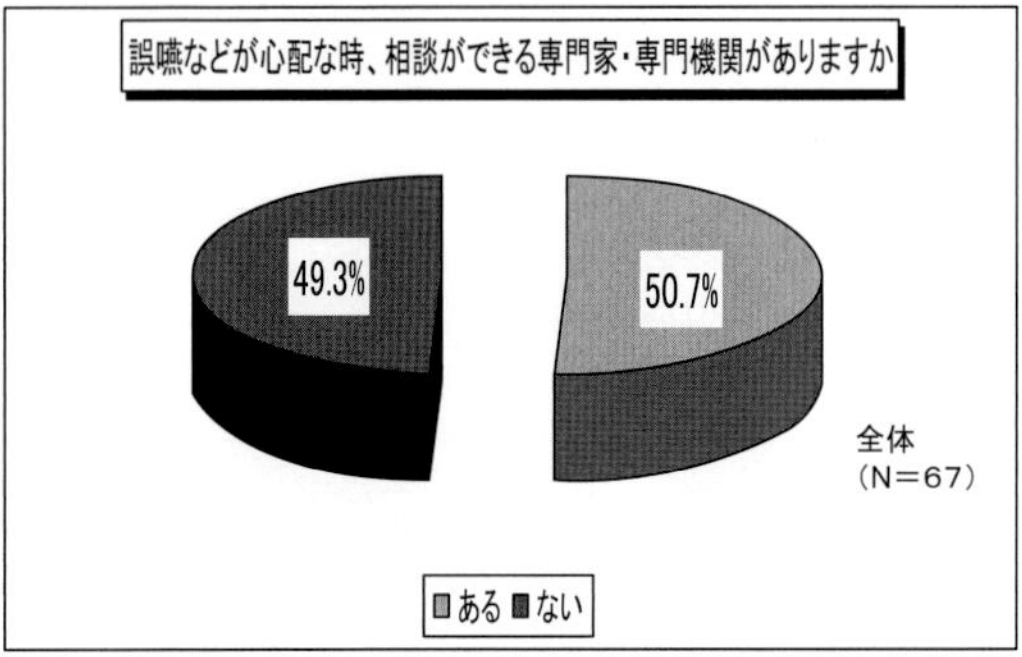


図 19　ニーズを明らかに示せたアンケート結果はストーリーの柱となる―相談ができる専門家がいない、が約半数―

に漫然とアンケートを取ることだけは避けるべきである。

余談になるが、医科、歯科を問わず、〝この取り組みをすると予防効果があり、医療費の削減になる〟というストーリーを描く場合がある。しかし、ある事業を短期間行って、その地域の医療費に影響が出るなどという事業は、そうそう多くはなく、よほど幸運に恵まれない限り、そのような結果は出ないと個人的には思っている。議会等で、この事業で医療費の削減になるかという質問をいただくことが少なくなかったが、正直、答えに窮したものである。

話を元に戻すが、最初のアンケートは、後に事業をやった効果がはっきりとわかるような〝ものさしとなるようなデータ〟が望ましいのである。

そういった考えから、熟考して作成した設問項目で取ったアンケートの結果は、予想した通り、摂食嚥下のことで困っている施設が約6割あり、その困っている施設のうち、相談できる専門家がいると回答した施設は半分しかなかった。

つまり、高齢者で誤嚥などの危険にさらされている施設が6割ありながら、その半分、すなわち全体の約3割の施設については、相談できる専門家がいないという実態だった。

これは、なんとかしなくてはならない問題だということになった。

## 四　会議体を設置しよう

次に、保健所長と考えたのは、まずこの問題を検討する会議体を作ろうということであった。行政がある課題を解決しようと考えた時、必ず取る方策の一つに、会議体を設置するということがある。

さまざまな立場や職種の代表を選び、課題解決型の検討組織を作ることが、行政にいる者にとって、大切なプロセスだと私は思う。

これも言わずもがなだが、こういう会議体を作る際には、その会議の目的を明確にしておく必要がある。一体、何をどのように議論して、どんな結果を生むかというようなイメージを作った上で、構成員を考えるのである。

今回は、主に高齢者の摂食嚥下機能支援を検討するための会議体をつくることにした。そこで、高齢者の医療と福祉、とりわけ「食」に関わるさまざまな職種で構成された協議会にしようと考えた。

医師・歯科医師・保健師・訪問看護師・言語聴覚士・歯科衛生士・理学療法士・管理栄養士など、「食べる機能に関わる」と思われる医療専門職を、なるべく幅広く含めるようにした。ところが、ここで大切な課題が見えてきた。一体、どなたに座長をお願いするかということであった。こういった会議体では、舵取り役の座長がきわめて重要な役割を担っているからである。

私たちは、いくつかの理由から、この会議の座長として、北多摩医師会の新田國夫会長にお願いしたいと考えた。繰り返しになるが、新田先生は在宅医療の日本の第一人者であり、紛れもないオピニオン・リーダーのお一人であった。そして、現職の医師会会長であり、医師会という専門団体をリードしていただけるお立場であった。

摂食嚥下の専門家を多く含む委員会で、新田先生に座長をお願いした理由は、この地域を愛し、医師会・歯科医師会をまとめていただけること、そしてこのテーマの重要な伏線である在宅医療という分野をリードされているからであった。しかし、当の新田先生が座長をお引き受けくださるかどうかは、当たってみなければわからず、お願いに伺った。

先生は、「乳幼児・障害児の摂食嚥下機能支援についてはやってみよう」とおっしゃった。これが、要介護高齢者等の食べる機能についてはやってはピンと来ないが、多摩立川保健所での同事業の飛躍的発展につながったのである。

行政の設置する会議では議論ばかりがなされ、何も事が進まないという例がないわけではない。この保健所の会議体が、実質的な取り組みを着々と進められたのは、座長の采配の妙が大いにあったと思う。座長を選ぶ時には、さまざまな要素を勘案しつつ選ぶ必要があるということである。

さて、それ以外の構成メンバーについては、保健師はじめ、保健所の優秀な職員の智慧を借りて地域から探し出した。前述した、地域の優れた人を探す（第三章五節）作業を行い、やっと協議会の設置にたどり着くことができた。

## 五　使えなかったリスト

協議会が始まって最初に行ったのが、課題の抽出であった。こういった事業を開始した際には、まず地域の実態を把握し、どのような課題があるかを抽出するのが常套手段である。そのためのアンケートに関してはすでに述べた。

この委員会では、さまざまな職種の委員から現状の課題と思われることを話し合ってもらった。すると地域の課題が、だんだんと浮き彫りになってきたのである。

具体的には、摂食嚥下の機能を診ることのできる医療機関がどこにあるかわからない、という問題が見えてきた。そこで、障害者歯科医療の仕組みづくりで得たノウハウをもとに、「摂食嚥下障害を診ることができる病院のリスト」を作成した。これは、かかりつけ医やかかりつけ歯科医がこの専門の病院と連携して、患者さんを診るという考えに基づいていた。

私は、このリストを持って、新田座長のもとに赴いた。

「先生、いかがでしょうか?」と、私はどちらかと言うと自信を持って、その病院リストをお見せした。すると先生は、そのリストを少しの間見ていて、一言、「これは、使えないね」とおっしゃって、もうそれ以上見ることはなかった。

先生のご意見は、こういった病院リストの中には安易に胃ろうを造設する医療機関も含まれている可能性もあり、必要でもない胃ろうが増えるだけということだった。胃ろうとは、胃に穴を開けて外から直接栄養を流し込む方法であり、外科的に簡単に施術できた。

当時、たしかにわが国における安易な胃ろうの造設が問題になっており、短時間に手術できる胃ろうは、適切な摂食嚥下機能評価もせずに、かつ、その後のリハビリテーションの計画もなく、医療処置として行われていたのである。

そのことを危惧された新田先生が、単純な病院リストをお認めにならなかったのは、後から考えて納得がいった。

しかも、在宅医療の現場を数多くこなしておられる新田先生にとっては、在宅の患者さんを、あえて摂食嚥下機能評価のために病院までお連れして検査することの難しさも頭にあったのではないかと思う。

しかし、病院のリストではダメと言われた私たちは、実際立ち往生してしまった。摂食嚥下機能を科学的に評価することなしには、診断も治療もなしえないと考えたからだ。

では、どうしようか？　と私たちは途方に暮れた。

私たち行政担当者は、担当した業務に関して突破できない壁が出現した時、専門家の意見を幅広く聴くべくさまざまなネットワークを駆使したり、あるいは現場に行って、もう一度、事の本質を考え直したりすることが多い。当時も、病院リストに代わる〝答え〟を求め、さまざまに摸索を続けていた頃、絶妙なタイミングでその解決の糸口につながる人物に出会うことができた。

その人は東京医科歯科大学の戸原玄助教（現教授）であった。今でも忘れないが、戸原先生をよく知る大学の同窓の後輩の紹介で飲み屋でお会いし、摂食嚥下障害の評価を在宅で行える方策を教えていただいた。飲み屋さんのテーブルの上で、先生のパソコンを見ながら、機能評価の仕方についてお話を伺ったのが昨日のように思い出される。

私は、まず現場を見せていただきたいと熱望し、戸原先生が在宅歯科医療の現場で、摂食嚥下評価をしているところを見せていただいた。一緒に見に行った東京都福祉保健局の椎名恵子歯科担当課長（当時）と私は、これなら在宅の現場で科学的な評価が行える、と確信して帰ってきた。

その後、椎名歯科担当課長の多大なご尽力があって、摂食嚥下機能評価の人材育成は東京都福祉保健局医療政策部が都立心身障害者口腔保健センターで、また地域のシステムづくりのモデル事業は多摩立川保健所で、という役割分担ができ、事業展開が始まったのである。

そして多摩立川保健所が所管する北多摩西部保健医療圏の6市の医師会、歯科医師会の協力のもと、北多摩西部保健医療圏摂食嚥下機能支援システムの構築が行われた。

この特色は、まず人材育成として、各医師会の代表6名と各歯科医師会の代表6名が、実際の高齢者施設を舞台にして摂食嚥下機能評価の実習研修を行うこととしたことである。

ここでもむずかしい課題が出てきた。それは、世間的にはまだ未知なる領域であった摂食嚥下機能評価をモデル事業として実地で行える高齢者施設が見つからないのでは、ということであった。

ところが、この地域には「ケアセンターやわらぎ」という日本の介護保険制度のモデルにもなった素晴らしい施設があった。主催する石川治江氏は、実は国のさまざまなモデル的な取り組みを先駆的に行う実行力に富む人であった。多摩小平保健所から異動する時に、挨拶に行くとよいと勧められたキーパーソンの一人でもあった。この取り組みのストーリーを熱っぽく語る私の説明を聞き、石川氏は「わかった。やりましょう」と即断即決であった。

そんな経過を経て、医師・歯科医師がペアで摂食嚥下評価の実習を行い、その研修後、地域に医師・歯科医師がペアで赴き、評価を行うという方式が完成した。さらに、摂食嚥下評価の結果を基に、必要なリハビリテーションや口腔ケアをチームで実施するという、多摩立川方式ともいうべきスタイルができ上がったのである。

さらに、「高齢者の摂食嚥下障害のリスク（危険性）を見つけ出す眼が揃っていない」という課題に対しては、摂食嚥下機能の低下や障害を疑うためのチェックリストを、日本歯科大学の菊谷武准教授（現日本歯科大学多摩口腔リハビリテーションクリニック所長・教授）等のご尽力で開発した。このチェックリストに1つでも○がついたら専門家に相談してみようということにしたのである。

さらに、困った時にどこに相談したらよいかわからないという声に対しては、「摂食嚥下機能支援センター」という相談窓口を考え、2つの医療機関を指定した。

そして、このシステム構築までのプロセスを含めた一連の考え方と説明をまとめた「北多摩西部保健医療圏摂食嚥下機能支援ガイドライン」を、保健所として編集・出版することができた（**文献33**）。

これは、全国でもきわめて先駆的だった。

さらに、東京都福祉保健局の椎名課長は、このガイドラインとモデル事業の結果を踏まえて、都医師会、歯科医師会の調整を見事に行い、都としてマニュアルを作成された。このようなマニュアルは、都道府県レベルのものとしては類例を見ないものだと思う（**文献34**）。

こうして摂食嚥下機能、すなわち食べる機能を支援するシステムの骨格ができあがった。

後日、東京都におけるこの一連の取り組みの経過が専門誌に報告されているが、行政における本庁と保健所の役割分担と連携、さらには、都医師会、歯科医師会の連携における事業展開が記述されていて大変興味深い（**文献35**）。

その後、前述の北多摩西部保健医療圏のガイドラインを見たある出版社から、これをそのまま書籍として発行したいと言われた。しかし、これ自体は公的な立場で作られたものだからと、丁重におことわりする一方、これからの時代に必要なメッセージや方法論が含まれていると考え、新田座長のご意見を踏まえ、別の形で出版することになった。それが、「食べることの意味を問い直す―物語としての摂食嚥下―」である（**文献36**）。

保健所が主体となって一つの地域づくりを行い、それが全国のモデル的な取り組みとなったことを広く社会にも知ってもらうことが、この国のこれからの高齢者の食べる機能の支援体制を構築していく上で、参考になると思ってのことであった。

## 六　事業のさらなる充実を目指して ―事業を推進する人材の育成と症例検討会―

医師・歯科医師による摂食嚥下機能の評価医はできたが、その他の多職種、たとえば歯科衛生士等の人材育成についても東京都福祉保健局の協力を仰ぎながら取り組んだ。

歯科衛生士については11名の方々を、やはり医師・歯科医師と同様に、高齢者施設の協力のもとに、実際の患者さんによる口腔ケアのプラン作成から口腔ケアおよび摂食嚥下リハビリテーションの実技演習を研修として行った。

さらに関わった専門職のスキルアップのために、実際の症例を皆で検討する会を年に数回開催した。この症例検討会では、毎回、活発な討議が行われ、参加者にとって大きな学びとなったと思う。

この検討会は、新田座長の真実を追究する姿勢と、アドバイザーとしての菊谷、戸原など専門医の方々のご協力により、この会の目的を果たしえたのだと思う。そして、摂食嚥下評価医として活動することに真の意義を感じ、この事業をよくしたいと考える医師・歯科医師の方々が、あえて厳しい意見を浴びながら、それを評価のスキルアップの推進力として受け止める度量の大きさに、私は心から感謝の念を禁じえなかった。

また、その場には医療だけではなく、福祉分野のさまざまな多職種も集まってきていて、医師・歯科医師主導の議論に偏りがちなその場で、〝生活の視点〟から意見を言ってくださる参加者がいたのも大いに幸いした。これらの種々の意見を、患者中心という視点から、見事に捌いてくださった新田座長に敬意を表するものである。

このような取り組みの継続というものには、一つの事業を〝仕組みづくり〟だけで終わらせず、その後の不断の改善が必要であることを、私たちに教えてくれたのである。

## 七　障害者歯科保健をヘルスプロモーション活動として進める―歯ミカップ―

障害者にとって歯科医療は受けにくい医療の一つであり、その改善のためかかりつけ歯科医と専門医療機関の連携づくりを都の保健所が行ってきたことは、先に述べた。

多くの障害者施設において歯科健診や歯科保健指導が行われるようになり、受診行動も促されてきた。しかし、日常の生活の中にしっかりとした口腔ケアが定着していくかどうかが、大変重要な問題と思われた。

その頃、「障害者自立支援法」という法律が施行され、施設にとっても新たな時代を迎えていた。そこで、障害者施設の職員の方々と意見交換の場を持とうということで、障害者施設支援連絡会という会議を設置した。この会の中で、施設の実態として、まだまだ歯の健康という問題は後回しになりがちだと、多くの人たちが語った。

施設でもかかりつけ歯科医を持つように進めてきたし、毎日の歯みがきを勧めてきてはいるが、職員のこの努力に加えて、一年に一度ぐらい、地域でムードを盛り上げるようなスパイスの効いたイベントができないか、などという意見も出た。

そこで、ＫＪ法（元京都大学教授の川喜田二郎氏が考案した、新しいアイデアや自由な意見の表明を目的とした発想法。氏の頭文字を取って命名された）を使って、委員全員が自由なアイデアを出し、浮かんだアイデアが六十数個。その中に、「障害者の口腔ケアの努力を表彰するイベントを行う」というアイデアがあった。これは、ご家族や医療機関・福祉機関の方々の努力を顕彰するよいアイデアということになった。

さっそくこのアイデアを具体化していくことにし、基本的なコンセプトは一年に一回、地域で暮らす障害者の口腔ケアの実践を表彰するイベントとした。そして、その表彰は、一部の人だけでなく実践している人全員を表彰することとしたのである。同時に、個人だけではなく施設単位の努力も表彰しようということにした。これは施設の努力がマンネリ化せず、常に新たな工夫ができるようにするためであった。

このことを圏域内の6市の歯科医師会の代表者会で提案させていただいた。

最初は、「本当にできるの？」「えっ、来年からでなく、今年からするの？」などのお声もあったが快く賛同していただき、二〇〇七（平成十九）年三月にプレ大会として実施することになった。このイベントの実施は、歯科医師会はじめ民間のさまざまな方々と一緒に作り上げていくという趣旨に基づき、実行委員会方式を取ることにした。また、名称をどうしようかということになり〝歯みがきのワールドカップ〟という意味で、「歯ミカップ」とした。

このイベントでは、前述の通り応募されたすべての障害者を表彰した。すると、後日施設の職員から次のような話を聞いた。ある保護者から「うちの子は、今まで、表彰状をもらったことなどなかったんです。生まれて初めていただいた賞状は、私たち家族が表彰されたように嬉しくて泣きました」と言われたというのである。私たちも胸を熱くした。

こういった本人や家族の喜びの声以外にも、このイベントを行う中でさまざまな気づきがあった。たとえば、式次第の組み方である。まず、表彰状の贈呈は、障害のある人の身になり、実行委員長が障害者の座っている席に回っていって手渡しした。またある時は、障害者自身が大勢の大会参加者の前に出て賞状を受け取ることにした。それは、保護者から社会経験として意味があるという意見が出たことから、そのようにしたのだった。

また、とてもいい勉強になったのは、歯の形をした大きな着ぐるみを作って、その中に人が入って会場を盛り上げようという提案が出た時である。途端に、自閉症の障害者の保護者から「そんな、人間と同じ大きさの着ぐるみが登場したら、自閉症の子どもたちは、パニックになってしまいます。そういう存在が理解できないんだから」とはっきり言われて、びっくりした。こちらがよいと思うことでも、障害によっては思いもよらぬ反応を起こす場合があり、混乱させることになりかねないということを学ばせていただいた。この委員会での経験から学んだ最も大きなことは、「当事者の意見をまず大切にする」という至極当たり前なことであった。

管内6市の歯科医師会の方々も、そういった家族・保護者・施設関係者の意見を真剣に受け止め、イベントの中身はドンドンと障害のある人が主体者となるものになっていった。

とりわけ、この会で最も人気のあった企画は、健口体操をはじめさまざまな体操を、障害者を中心に参加者全員で行うコーナーであった。これは、健康運動指導士の原真奈美さんにお願いしてリードしていただいた。原さんは、障害児の体操、高齢者の健口体操、そして精神障害者への体操など、さまざまな人たちを対象にした体操の講習ができる稀有な人材で、私が最も信頼している人の一人であった。この原さんも、中野区の保健センターで活躍していた白田千代子歯科衛生士（後に、東京医科歯科大学教授）に紹介していただいたのであった。会の前半部分の表彰式が終わると、後半部分の体操のコーナーに移り、障害者自身が主人公になってみんなで楽しく踊る。この企画は、皆が本当に楽しみにしていて、いつも大変盛り上がったものであった。当時の新聞報道にも大きく取り上げられた（**図20**）。

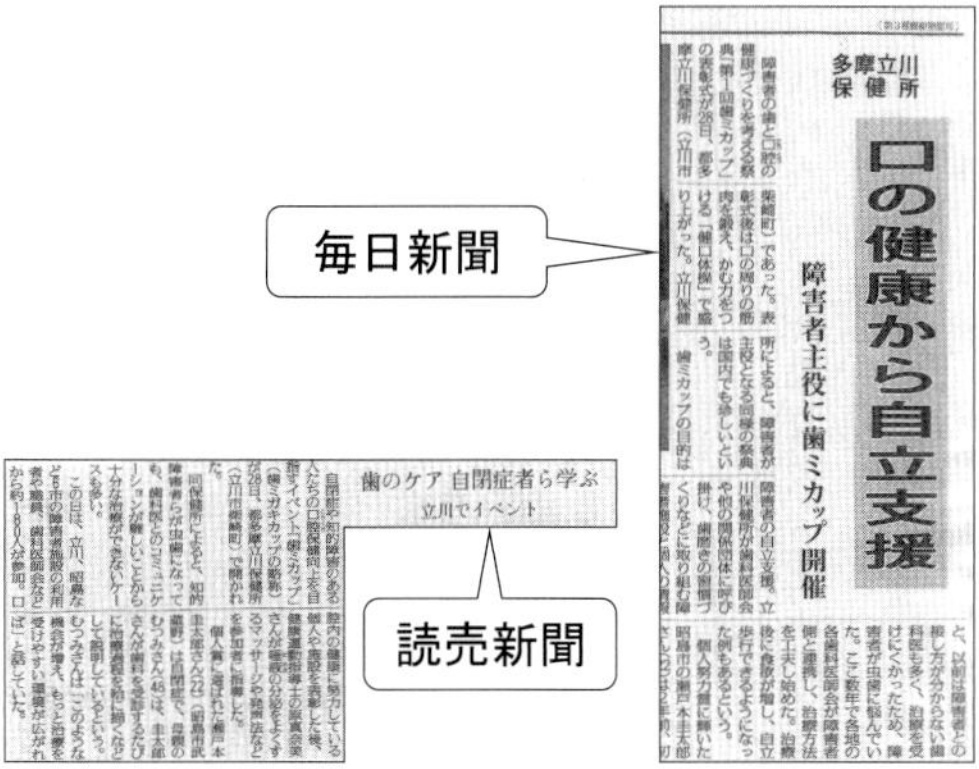


**図20**　歯ミカップを新聞も取り上げてくれた

さて、こういったイベントを、私はヘルスプロモーション活動の一環と捉えていた。障害者自身を中心にして、施設関係者、医療関係者、都保健所・市役所などの行政関係者に加え、社会福祉協議会などさまざまな関係者に関わっていただきながら、この取り組みは進められていった。また、新聞・テレビなどのメディアにも積極的に情報発信し、NHKに取り上げられたこともあった。とりわけ、市役所職員の方々の協力が素晴らしく、私の異動後に関係者の努力もあって市長が参加されるようになったと伺い、大変嬉しく思った。

この事業を始めてから数年後に、最初から関わっていた東大和市歯科医師会の平井良嗣元会長がご逝去された。保健所が行うどのような取り組みにも常に理解を示され、積極的に協力を申し出ていた方だけに、残念で仕方がなかった。心から感謝申し上げ、先生のお名前を冠した「平井記念賞」という賞を新設し、地域の障害者歯科医療に貢献のあった人たちを表彰させていただいた。

さらに、ボランティアの方々にもお世話になった。ボランティアの方が好意で、歯ミリンという「ゆるキャラ」を無償で作ってくださったので、表彰させていただいた。

そして、多摩立川保健所から異動後も、保健所職員の皆様、そして地域の皆さんの努力で、この事業は継続・発展していると聞いている。その一番の理由は、障害者自身がこのイベントを楽しみに待っていて、自分たちのものと考えてくれているからではないだろうか。障害者が主役というこのイベントのコンセプトこそ、住民主体の活動に何歩か近づいている気がしている（**文献37、38**）。

## 八　さまざまな公衆衛生対策　―脳卒中医療連携と在宅ケア―

話題を歯科という領域から公衆衛生全体に移したい。

多摩立川保健所に勤務し、すぐあがってきた課題に、疾病別医療連携推進事業という取り組みがあった。それは、都の保健所が二次保健医療圏単位で特定の疾病の医療の連携を進めることに拠り、かかりつけ医、病院等のさまざまな医療機関が、相互の役割を分担しながら連携を強化しようというものであった。中核的な病院が複数ある多摩立川保健所管内の圏域では、脳卒中と急性心筋梗塞という2つの疾病を取り上げ、災害医療センターと国家公務員共済組合立川病院の2つの病院に事務局となっていただき、医療連携体制を構築することとなった。都の予算で、そのための会議も事務局となる病院に委託し、会議のさまざまな諸準備については、都保健所が担当病院の事務局をサポートしながら行っていくという体制で実施された。

ここでは、脳卒中の医療連携を中心に医療連携システム構築のプロセスを振り返ってみたいと思うが、ここで注目すべきは、保健所が、先端医療の脳卒中治療という臨床と四つに取っ組んで、急性期から慢性期までの脳卒中の医療体制づくりに関与したということである。

地域保健法の基本的指針の中にも、保健所が医療機関相互の連携、あるいはこれに福祉も交えて、医療機関、福祉機関の相互連携体制を構築することが明記されているが、まさに、今日の地域医療の要に保健所が重要な役割を持っていると考えられたのである。

多摩立川保健所管内6市は、北多摩西部保健医療圏と呼ばれる二次保健医療圏として分類されることはすでに述べた。この二次医療圏（日本の医療体制を論じる場合、通常、一次医療から三次医療までの3段階に分ける場合が多い）という単位において、二〇〇五（平成十七）年度に「北多摩西部保健医療圏疾病別医療連携推進検討会」を設置し、心疾患の年齢調整死亡率が高いという地域の特性を踏まえ、「虚血性心疾患」、さらに同じ動脈硬化を基盤とする「脳卒中」の2疾病を対象に医療連携推進に取り組むこととなった（**文献39**）。

脳卒中検討会には、3つの部会が置かれた。第一は急性期部会、第二にリハビリテーション部会、そして第三に在宅ケア部会であった。急性期部会（太田晃一部会長）では、急性期脳卒中に関し発症後3時間以内にｒｔ-ＰＡ（アルテプラーゼ静注療法）という治療を行えば、後遺症が少ないというエビデンスから、住民が急性脳梗塞を発症した場合、迷わず急性期脳卒中専門病院に搬送されるシステムづくりを課題とした。

それには、私たちが介入して改善できる点に関し、「患者の気づき」、「救急搬送体制」、「病院の医療的対応」の3つの場面を想定して、さまざまな取り組みと仕組みを考えた。

まず、患者の気づきのためには、当然住民への普及啓発が大事である。そこで、リーフレット、駅前広場の大型液晶ビジョン、タクシーの中の広告など、さまざまな媒体で「こんな症状が出たら脳卒中を疑い、救急車を」というキャンペーンを展開した。特に、時間を争うため、シンシナティ病院前脳卒中スケールに基づき「顔面の動きが左右対称でない」、「上肢の動きに左右差がある」、「流暢でない、または言葉を間違える、または話せない」の３つの症状のうち一つでもあれば、すぐに救急車を呼ぶという情報を住民に周知した。

次に、救急搬送体制については、救急車が脳卒中の急性期医療に対応が可能な病院の情報を持てるような仕組みを作ろうと考えた。現在はオール東京で、脳卒中の専門医療を受けられる病院の情報が救急車のパソコン端末に搭載されているが、当時はそれがなかったため、圏域内の複数の基幹病院が、スタッフの配置などから脳外科・神経内科が揃って機能している病院の時間帯を記載したカレンダーを作成した。そして、それを救急隊に搬送の際の参考として活用してもらうシステムを開発したのである。

このカレンダーの考え方については、後日、東京消防庁にも赴いて提案したが、すでに消防庁としては、近い将来、脳卒中の専門的治療のできる病院の情報をリアルタイムに検索できるシステムを各救急車に搭載する予定と聞き、私たちの目標は、都レベルで実現される予定が確認できた。

最後に、医療提供体制については、圏域内でアルテプラーゼ静注療法が可能な医療機関のリアルタイムな情報を集めるために定期的に報告をもらうこととし、複数の病院の連携による当該療法が可能な場合も含んで、その体制の構築を図った。

病院に搬送された場合に、その患者さんの状態等を把握するため、かかりつけ医カードを日常から記載してもらい、財布の中に常時携帯してもらうなどの対策も実施した。このような多摩立川保健所管内限定の医療システムの構築については、日本脳卒中学会で病院の先生方から報告され、地域の取り組みとして発信することができた（**文献40**）。

その後、アルテプラーゼ静注療法の適応の時間は、さらなるエビデンスにより4、5時間以内へと拡大された。また、前述の東京消防庁の予定通り、救急車に脳卒中専門病院を検索できる端末が搭載されたことから立川でのカレンダー方式は発展的に解消されたが、当時短期間ではあったが、脳卒中の急性期治療に寄与した取り組みだった。

これらの取り組みは、この圏域内の各病院、医師会の協力なしには決してできえなかったが、とりわけ日本脳卒中学会　篠原幸人元理事長（国家公務員共済組合連合会立川病院院長・当時）の指導のもとに、検討会の座長である高里良男　独立行政法人災害医療センター副院長（当時）、急性期部会長であった太田晃一　国家公務員共済組合立川病院診療情報管理室部長（当時）などの諸先生方の舵取りの賜物だったと思う。

## 在宅ケアの取り組み

この脳卒中検討会には、前述のように3つの部会があり、第三の在宅ケア部会での取り組みも紹介したいと思う。

在宅ケア部会（新田國夫部会長）では、在宅において多職種が連携して、在宅療養者を支えるための取り組みを検討した。その中でも、在宅ノートが興味深い取り組みとなった。これは、在宅に入っていったそれぞれの職種が、そのサービス内容とその時の療養者の状況等を記録し、他の職種と情報共有をするための仕組みである。こういったノートは、在宅ケアではきわめて一般的であり、関わった多職種が、それぞれ行った医療処置やケアの内容、その時々の本人の状況などを大学ノート一冊に書くことで、一同に集合しにくいという欠点を克服でき、効果的であるといわれてきた。しかし、書く人の考え方が異なると、内容に整合性がなかったり、冗長に書かれていて必要な情報がどこに書かれているかわからず、探すのに手間取って、結局忙しい関係者には読まれないという難点も指摘されていた。

そこで、「在宅ケアに関わった関係者が共有できるノート」を作ろうということになり、最終的には、ファイルに綴じ込むタイプの「生き活きノート」ができあがり、表紙は新田部会長の口利きで、漫画家のサトウ・サンペイ氏の筆によった。この生き活きノートは在宅関係者に大変活用され、その後時代の要請もあり、ＩＴの進化を取り入れてインターネットで活用されるものになったと聞いている。また、このノートのコンテンツには摂食嚥下機能支援の頁も作られ、当圏域で発達した摂食嚥下機能評価と支援の結果なども記載できるようになり、総合化され充実していった。

このノートは、さまざまな取り組みに直接関わっている人はその内容をよく知っているが、それ以外の人には情報がいかないという、タテ割り的な構造を解消するのに役立った。その結果、摂食嚥下支援の取り組みが、在宅ケアの中にしっかりと位置づけられた。

保健所が地域の〝医療体制のシステム化〟に関わるイメージは、必ずしも一般の方々に知られていないが、こういった活動が、公衆衛生と臨床とが交わり、互いに補完的に地域に貢献していけることを実感させられる好事例となったことは間違いない。

と同時に、このような取り組みの成否に大きく関わる要素として、連携推進事業の事務局を担う病院スタッフの方々の活躍があることも記しておきたい。私にとって印象的だったのは、事務局病院の一つを担っていた国家公務員共済組合連合会立川病院地域医療連携センターの間渕由紀子センター長（当時）が、「こういう医療連携の仕組みを〝地域でつくる〟仕事は、とても面白い！」と眼を輝かせながら語られたことであった。このような取り組みは言葉を換えれば、「医療連携のまちづくり」と言えるのかもしれない。このまちづくりという仕事が、臨床を担う病院のスタッフにとってもワクワクするものであるという感覚こそ、へルスプロモーションの醍醐味であり、さまざまな人たちの立場を超えた共通の感覚になるというのが、私の予測でありかつ期待である。

そして、これは本書の最後に述べる新たな保健・医療の方向性にも関わってくるが、「地域」という人と人が縁《えん》しネットワークを構築する場で、「そこで暮らす人々が主役となるまちづくりが行えるか？」という課題につながるのではないかと、私は密かに思うのである。

## 九　市区町村の公衆衛生を担う ―日本で最も都会の〝新宿でできること〟―

さて、多摩立川保健所での7年間の勤務を終えて、二〇一二（平成十四）年、私は新宿区役所に異動となった。新宿という街が、日本で最も有名な繁華街や商業圏を持つことから、大きな希望を持って異動をした。というのも、杉並を皮切りにした私の行政歯科医師としてのほとんどの経験は、住宅地を中心とした地域における公衆衛生行政であったからだ。

そして、さらに気になっていたのは「健康づくり」という取り組みにおける「住民主体」というテーマである。前述したように、私の「公衆衛生映画論」において、住民を観客に位置づけた講演で、保健師から「住民は観客なのか？」という反論をいただいた。それは、住民を公衆衛生活動の恩恵を受ける受け身の立場としてのみ見ているのではないか、という厳しい問いかけであったと思う。

私は、新宿が最も都会的な土地の代表であり、地域のつながりというものが希薄なのではないかという危惧を持ちつつ、その都会の象徴のような場所で住民主体の健康づくり活動ができるのか、というテーマを持って臨みたいと思った。

## 地域包括ケアと在宅療養体制の充実 —新宿の現状と社会資源—

新宿区は高齢化率が19・7％と、20％を切るが、これは若者の人口比率が高いということに他ならない。一方、独り暮らし高齢者は、65歳以上の高齢者人口の40・8％と、東京23区の中でも上から3番目で高いといえる。一方で、急性期病院をはじめとする医療機関には、非常に恵まれた地域である。まず、病院は15カ所あり、そのうち3つの大学病院を含め計8カ所の急性期病院がある。さらに、診療所は547カ所、歯科診療所が430カ所であった。しかしながら、回復期リハビリテーション病院、療養型病院が少ないことから、必然的に急性期以降は他圏域に患者さんが流出する、もしくは区内の在宅医療によって支えられている、といった傾向があった。

このような医療資源の豊富な地域であるという特徴と同時に、歴史的には古くから看護職（看護師・保健師・助産師等）の連携が盛んで、訪問看護ステーションを区立として有するなど、在宅医療を重視した区の施策も早くから展開されてきた地域でもあった。それは、近年は中山弘子前区長のリーダーシップ、そしてそれを引き継がれた吉住健一現区長はじめ区の健康部・福祉部のスタッフの努力による部分が大きかったのではないかと考えられた。

在宅療養に関して、新宿区が以前からさまざまな取り組みを行ってきた中で、ゴールとしたのは「最期まで住み慣れた地域で自分らしく暮らす」という、今日の地域包括ケアの目指すところに合致していたといえる。さまざまな在宅療養推進の施策を一言で表すなら、在宅医療の充実と医療・介護連携の推進である。

前述したように急性期病院の多い新宿区としては、病院から退院して在宅で療養生活を続けていくためには、在宅医療そのものの充実もさることながら、医療と介護を担う多職種がきめ細かく連携していけるかどうかが、生命線であった。しかも立川地域と異なり、病院をはじめ医療機関の数がきわめて多いために、ややもすると医療機関同士の顔の見える関係づくりが困難であるという側面も見逃せなかった。

そこで、多職種が連携していくための取り組みを種々行ってきたのである。その前提として、多職種連携のための課題を明確にし、その上で必要な研修、情報共有の方法・ツールの開発と普及などを実施した。それらの取り組みを概観してみたい。

## 十　在宅療養を進めるための方策

在宅療養を進めるためには、第一に住民の意識の啓発、第二に医師会・歯科医師会・薬剤師会等の関係団体の取り組み、第三に医療と介護の連携づくり、第四に在宅医療を支える仕組みづくり、などがあげられる。

ここではそれらを簡単に述べるに止めるが、これらの施策は、区の高齢者保健福祉計画や実行計画といったいわゆる行政計画に盛り込まれている。特に、高齢者保健福祉計画は、高齢者に関する保健・医療・福祉のすべてを網羅した計画である。こういった行政計画の中に、在宅療養はもとより歯科保健などさまざまなテーマの取り組みをしっかりと位置づけることは、地域の在宅医療、歯科保健・医療などを推進するために大変有効である。行政の歯科医師・歯科衛生士も、こういった計画の策定に最も関心を持ち、中・長期的なビジョンを持ってそこに関わっていくことが大切である。

というのも、行政においては計画策定こそ地域づくりの設計図となり、この計画の策定の成否はその後の政策の充実に大きな影響を与えるからである。こういった場合、行政の組織の中には計画を担当する部署と人がいて、このキーパーソンと緊密な連携を常に保っていることが肝要である。私も多くの計画部署の担当者と情報共有したり、ディスカッションしながら、計画づくりの醍醐味を教えていただき、育てていただいたと感謝している。

## 在宅療養の担当者となるということ

本書の中で繰り返し出てくる話で恐縮だが、行政にとっての宿命のようなものなので、あえて書くことにする。新宿区では、在宅療養を専門的に進めるために「在宅療養専門部会」という会議を持っている。こういったテーマ別会議は、行政が物事を進めていく時、必ずといってよいほど設置するもので、行政の定石の一つであるといってよい。この在宅療養専門部会には、医師会、歯科医師会、薬剤師会といういわゆる三師会の代表はじめ、医療関係者だけでなく介護関係者も多数参加している。

こういう会議を持つことで、地域の課題、ニーズ、そして具体的な対策を検討する議論が行える。新宿区役所では当時、行政歯科医が在宅療養専門部会の事務局を担当する仕組みになっていた。もとより自治体においては、こういった会議の担当になる職種は、医師の場合もあれば保健師の場合もあるし、事務職が受け持つ場合もある。私は前任の歯科担当の副参事のあとを継いでこの担当になったが、大変面白かったし、やりがいがあったと思っている。

本書の前半で何回か述べてきたように、在宅歯科医療という個別分野については、保健所の保健師や歯科衛生士と一緒に事業化を図ったり、具体的に訪問をしたりしてきた。しかし在宅療養全般の担当となると、幅広い視野を求められることになり、歯科医師の専門性だけでは対応が困難な場面が少なくない。だからこそ、私はこのことが、行政歯科医にとってきわめて有益だと思っている。なぜなら、在宅療養という全体像をしっかりとイメージした上で、専門の歯科医療の在り方を検討することができるからである。もう少し述べると、歯科という分野は、ある意味で、非常に狭い分野といえよう。しかし、在宅療養全般の課題を知り、そこに携わる多くの関係者とのネットワークを構築することにより、その後の仕事の広がりに大きな効果を与えるのである。

「木を見て森を見ず」という言葉があるが、私たちが在宅療養全体の森をしっかりとらえた上で、歯科医療をはじめとする1本1本の木を見ていくことが大切である。ともあれ、在宅療養全体の事務局を担当したことは、非常に勉強になった。

## 連携の難しさという課題をいかに克服するか

在宅医療の大きな課題の一つに、在宅医療を担う診療所もしくは在宅医と病院の連携がある。それは、病院側からは在宅医療の実態がよく見えないということである。たとえば、病院では当たり前に行われている医療が、在宅医療でできるかどうかという情報が少ないということがある。言わずもがなであるが、在宅医療には、病院にあるような高度な先端医療の器具は、当然持ち込めないし、持ち込むことがいいともいえない。すると、病院側としては在宅医療に対する期待感が薄れ、「おそらく、在宅ではこの程度しかできないだろう」と考える。その結果、病院の医師や看護師にしても「在宅医療に移行しましょう」とは、なかなか自信を持って言えない。そういった両者の見えない壁を克服するため、病院と在宅の連携のための顔の見える会を開催した。

在宅医療と介護の交流会という名称で、新宿区を3つに分けた地域ごとに、病院スタッフ、在宅医療スタッフ、介護スタッフなど、立場や職種の異なる人たちに集まってもらい、多職種混成のグループワークを行った。これにより、病院で行われている医療が、在宅でも継続して行えるという共通認識が得られやすくなると考えられた。

また、連携のむずかしさの中には、コミュニケーションを取る上での敷居の高さということがある。「この時間に電話すると医師は忙しいのではないか」とか、「この先生には面識がないが、どのように話したらいいだろうか」、あるいは、「この事業所のケアマネジャーって、誰だったっけ」というように、相手が見えない中でコンタクトを取る時の敷居の高さは想像以上である。

さらに、お互いに顔を見知っていたとしても「一回お会いしたけれど、よく説明がわからなかった」とか、「一方的に話されたが、どうも今後の方向性を共有できた感じがしない」といった、お互いの真意がわからないことによるコミュニケーションの不完全感は、治療や介護のゴールが見えないといった事態に陥るリスクを生みがちである。

あるいは、お互いの業務の内容や仕事の質のレベル感の共有も重要である。たとえば、歯科医師や薬剤師が在宅訪問をしてくれるということを知らない介護職もいまだに少なくないし、各自治体に必置の地域包括支援センターの役割を熟知している医療職も少ないかもしれない。さらには、「うちは、ここまでできる」といった治療や介護の機能に関しては、しっかりと話し合わなければ、互いの内容が見えないのも当然である。近年「顔の見える関係を」から、さらに一歩進んで「腹の見える関係を」といったスローガンの変容が語られる所以であろう。

以上、連携に関わる現状と課題について述べたが、これらを克服する対策として、医療・介護関係機関の情報をまとめた冊子の普及、前述の医療と介護の交流会や、ＩＣＴ（情報通信技術の略）による情報共有と連携づくりなどが実施された。新宿区は、こういった医療と介護の連携づくりを真面目に進めてきたが、後の十二節で紹介する「摂食嚥下機能支援」の取り組みも、まさに、このような点から見て画期的な取り組みといえる。

## 十一　在宅歯科医療の推進は、いかにすればよいか

在宅療養のさまざまな全体像と課題について、前節で述べた。ここで改めて、市区町村における「在宅歯科医療の推進」の近年の動向について、新宿区の例をあげて述べてみたい。

この在宅歯科医療の課題と実践について、第一章八節で杉並区での事例を取り上げ、わが国における在宅歯科医療のシステム化の端緒について触れた。当時ほぼゼロから始めざるを得なかった在宅歯科医療の事業化も、平成六年の診療報酬の改定時に在宅歯科に関する点数の整備が進み、一定の段階に来たことはすでに述べた。しかし全国を見た場合、在宅歯科医療の供給体制は十分ではないのではないかという声は、いまだに聞こえてくる。

二〇一九（令和元）年十一月の社会歯科学会総会での基調講演で、厚生労働省の宮原勇治歯科口腔保健推進室長は、国の動きとして「在宅歯科医療の提供体制等に関する検討会」が開かれ、在宅歯科医療充実のための課題整理が行われていると述べ、医科歯科連携の推進、歯科医療と介護との連携の推進等を、今後進めるべき課題としてあげている。

新宿区に異動してきた時にも、在宅歯科医療は区内のごく一部の熱心な歯科医師が精力的に行っているのに対して、歯科医師会全体としてはさまざまな仕組みはできていても、まだ十分に区民にサービスがいきわたっているとは言いにくい状況だったと思う。

そのような頃、新宿区歯科医師会の田口会長（当時）が、「医師会等と連携しながら、在宅歯科医療に、さらに力を入れていきたい」と公的な場で発言されたことは、会全体の意識の高揚につながったことと思う。つまり、地域の仕組みを推進していく上で重要なのは、会を代表する方が、「在宅医療重視」の方針を明確に示し、そのための人材を配置するなどの布石を打つことだろう。そのような経緯を経て、歯科医師会と行政で行う「かかりつけ歯科医機能の推進事業」の会議の中で、在宅歯科医療についてさらに集中的に議論が行われ、いくつかの取り組みが実施されたのである。

まず会員の方々への情報提供のため、毎年行っている研修会の内容を検討し、さらなる充実を図った。そのためには、研修会の講師を誰にするかということが大事である。しかし案外むずかしいのが、どのような講師が地域の実状を知っていて、受講する歯科関係者の心をとらえ、有益かという判断である。一般的な選び方として、歯科医学雑誌等にたくさん掲載されている著名な講師を選ぶという方法がある。さらに歯科大学の教授にお願いすることもよくとられている方法である。しかし、歯科医師会の先生方との協議の中で出てきたのは「実践的な話がいい」というものだった。ネームバリューや大学での肩書きにとらわれず、本当に地域に根づいた活動をしている実践家の話が求められていた。そこで、講師の選定には、実際に在宅訪問歯科診療を熱心に行っている先生に話をしていただくこととした。毎回、講師の生き生きとした診療の実際と、その根底にある哲学に、多くの先生方が新たな興味を持たれたようである。

次に、在宅歯科医療の初心者が訪問診療に取り組む場合、わかりやすい実践方法の情報としてビデオを制作することにした。新宿で実際にやっている歯科医師会の会員に出演していただき、訪問時の挨拶から始まって口腔ケアの仕方までの基礎を網羅した。この基礎編「はじめての訪問口腔ケア~在宅での口腔ケアの実際~」は、歯科医師会の努力で多くの場面で上映され、活用された。その次の年は、アドバンス編が、実際の症例を中心に、〝いかに医科歯科連携を図るか〟という歯科医師として最も学ぶべき内容で制作された。

さらに、歯科医師会として新たに委員会を設置し事例検討を行うなど、多職種連携のためにさまざまな取組みを行った。その一方で、仕組み・システムとしても、もう一歩地域に浸透させるために、歯科医師会に歯科衛生士を雇用して、相談員として電話対応や初回の情報把握のための訪問をしてもらった。

このような取り組みの結果、かかりつけ歯科医のアンケート調査を行ったところ、新宿区歯科医師会ならびに、四谷牛込歯科医師会の会員のうち、半数を超える54％の歯科医師が、患者または家族からの求めに応じて訪問歯科診療を行うと回答するまでに至った（**文献41**）。

以上、駆け足で在宅歯科医療の推進の取り組みを述べたが、要は、この問題に関しても、歯科医師会の執行部の方々の熱意と、行政が課題を明確にした上での推進環境の整備がマッチするかどうか、ということが重要だと考える。そして、研修やリストを〝作っている〟という形式的な取り組みだけでなく、いかに〝実のある〟内容の取り組みを作り込んで、質を高めていけるかということが大事だと思う。

## 十二　再び、摂食嚥下機能支援に取り組む　―新宿ごっくんプロジェクト―

新宿区に異動してすぐ、「地域で、生涯美味しく安全に食事が摂れる」ことを目標にした「まちづくり」を目指したいと考えた。新宿区では、以前からリハビリテーション連携検討会（座長　里宇明元慶応大学医学部リハビリテーション医学教室教授・当時）という会議体が設置されていた。一般的なリハビリテーションの普及啓発資料を作成することができたため、今度はテーマをしぼり具体的なしくみを構築しようと考えて、この会議で検討したところ、複数の職種から提案されたのが「摂食嚥下リハビリテーション」であった。

摂食嚥下機能、すなわち〝食べる機能〟の支援は具体性があり、連携の目的・目標が明確であるとともに、関わる職種が医師・歯科医師・薬剤師・看護師・栄養士・歯科衛生士・言語聴覚士・理学療法士・ケアマネジャー・ヘルパー等多岐にわたり、リハビリテーションにおける連携促進に非常に有効と考えられたからである。

二〇一一（平成二十三）年度から摂食嚥下に特化した事業展開を始めると同時に、わかりやすい名称として「ごっくんプロジェクト」という愛称を創り、広く普及することにした。

その理由は過去の苦い経験にあった。前述の多摩立川保健所時代にも摂食嚥下機能支援事業を行っていたのだが、ある市の福祉部長さんから辛口の意見をいただいた。「摂食嚥下という言葉がどうも馴染みがないし、わかりづらいです。市民にわかりやすい名称に変えられませんか」といった内容であった。さっそく学識経験者や専門医に相談したが、専門家からは「摂食嚥下」は医学的な用語として大切だから、変えずにこの言葉そのものを、もっと普及してほしいという意見をいただいたのである。

その時はあきらめたが、新宿ではプロジェクトの愛称ならいいだろうということで、思い切ってわかりやすい名称の「ごっくんプロジェクト」という名前を事業の愛称とした。

どうせならキャラクターも考えたいな、と思っていたら、若手の職員が一晩で考えて描いたというキリンのキャラクターを次の日に持ってきた（**図21**）。見た瞬間「可愛い！」と思っ

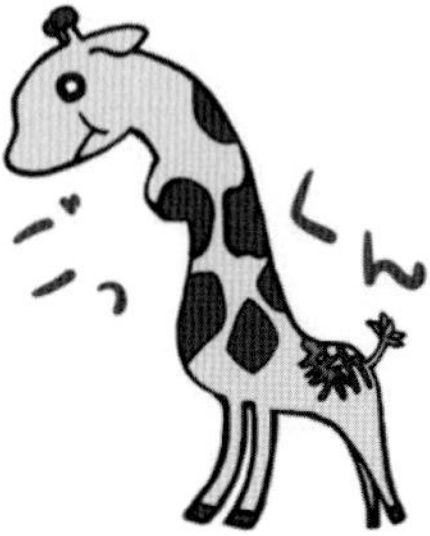


**図21** 新宿区ごっくんプロジェクトのキャラクター「ごっくん」。お尻に“新”の字が付いている―区若手事務職員が一晩で考案してくれた―

た。絵の素人が描いた“手作り感”もわるくないし、何より愛くるしい気がした。そこで名前を付けようということになり、ものの2、3分で「ごっくん」という名前が決まった。このキャラクターは区の職員なかんずく若手事務職員の創造力の賜物であった。

最初は、この「ごっくん」は首を伸ばして枝の先の葉を食べていた。しかし、国立国際医療研究センター病院のリハビリテーション科長の藤谷順子先生の「首は頷いている方が誤嚥しなくてよい」というアドバイスで、首を曲げているキリンのごっくんが誕生した。私は、こういったキャラクターは、区民の皆様に事業を知ってもらったり愛してもらう上で大事だと思っている。なにより取っ付きやすいことはヘルスプロモーション活動を推進しやすいからなのだ。

## 連携ツールを開発する

連携ツールとは、さまざまな職種が相互に連携し合うための連絡用紙等であるが、「ごっくんプロジェクト」では、日本摂食嚥下リハビリテーション学会で検討されたもの、地域の病院でプロトタイプを開発したものなどを活用させていただいた。このツールは区役所のホームページからダウンロードできるようにした。

しかし、ツールができても、各職種が使いこなせなければ意味がない。連携ツールとして「連携パス」という代物が一世を風靡した時代があったが、煩雑だったり、あるいは浸透しなくて使われずに終わった例も少なくなかった。そこで、年1回の多職種連携の研修会で、このツールの使い方を実習しながら、他の職種では何ができるかを相互に知るというようなワークショップを行った。130名から多いときで170名規模の研修会は、大いに盛り上がった（**図22**）。とりわけ、医師・歯科医師・看護師等の医療職と、ケアマネジャーなどの介護職との連携には、非常に役立ったといえる。十節で述べた〝連携づくり〟の課題を乗り越えるのに効果があったといえる（**文献42〜44**）。

さらに、これに拍車をかけたのが、新宿区医師会が独自に開始した摂食嚥下外来研修であった。これは新宿区医師会診療所で、病院の専門医としての耳鼻咽喉科医、リハビリテーション医や、かかりつけ医が、患者さんに対して摂食嚥下評価を行った上で、その後の摂食嚥下リハビリテーション、口腔ケアなどの方針を決める一連のプロセスを、歯科医師、看護師、

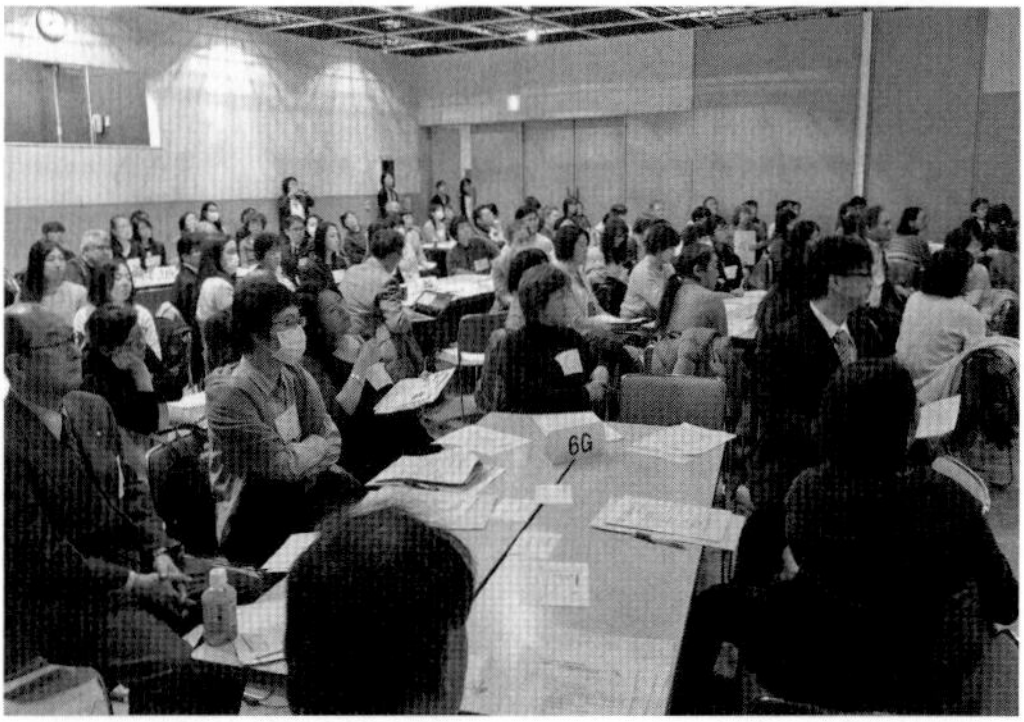

**図22**　ごっくんプロジェクトの研修会。年１回行われ、地域の関係者が多数集まった

言語聴覚士、歯科衛生士、栄養士等の多職種で共有していくというものである。連携ツールをプロジェクターで映し出し、患者さんの現状、課題をどのようにとらえて、今後の方針を決めるかということを、カンファレンスを行って議論するという実践的な研修を毎月１回行っていた。

この場には、普段きわめて多忙な新宿区医師会の木島富士雄会長（当時）も患者さんをお連れになり、摂食嚥下評価をさまざまな職種と行っていた。さらには、国立国際医療センター病院の耳鼻咽喉科医の田山二朗科長のご縁で、他の自治体からも見学者が来たりして質の高さは評判となった。

## 地域の方々の素晴らしい活動と行政

このような、食べる機能を支援する活動を行政が地域の中で展開するためには、先行した優れた活動や地域で活躍する方々の力をお借りする必要がある。

新宿区には、全国的に著名な在宅診療歯科医の五島朋幸氏の主催する「新宿食支援研究会」という会があり、その活動は地域の関係職種への大きな刺激となって今日に至っている。この研究会はさまざまな職種とともに、最期まで口から食べることを目標に、草創期から活動を続けてこられた。そして現在は、年1回のフォーラムを通じて全国にも情報発信をされている。この研究会で摂食嚥下の重要性を理解された専門職の方々が、「新宿ごっくんプロジェクト」などの行政の取り組みにとっても、大変力強い味方となった。

また看護の領域では、何と言っても白十字訪問看護ステーション統括管理者の秋山正子氏が、この新宿の地で在宅療養の素晴らしさを訴え続けてこられ、在宅医療・歯科医療や摂食嚥下機能支援についても推進してこられた。特に、区が主催する在宅療養シンポジウムで紹介された事例の中に、〝食べる機能〟を最期まで支えた優れた連携の事例が取り上げられ、関係者ばかりでなく区民も含めてこの問題をわがこととして認識できたといえる。

こういった地道な取り組みの集積が地域を変え、地域の人々の中に、〝生涯、自分の口で食べることの支援〟という視点を定着させたといえるのではなかろうか。

そして、このような個人あるいはグループの卓越した努力をフロントランナーとしつつ、地域全体の展開としていくため、医師会、歯科医師会など専門団体の地道な組織的活動が、地域の環境づくりを担ってきたといえるだろう。そのような多くの人々の活動の地域における総体として、私たち行政は、そこからさまざまなことを学ばせていただき、それを自治体全体に広げる役割を担うものと考えるのである。

前述（第四章一節）の多摩立川保健所での摂食嚥下機能支援事業と、この新宿区の取り組みとを比較してみると、事業開始に先行する実践活動の多少や人材・社会資源の多少に若干の差異があった。そういった地域の現状分析を行政として丁寧に行った上で、その上に構築していく仕組みを考えていく必要があると思う。

## 十三　ごっくんプロジェクトの評価と課題

「ごっくんプロジェクト」の取り組みをしっかりと評価していこうということが、区の会議である新宿区摂食嚥下機能支援検討会の中で議論になった。行政のどのような事業もやりっぱなしであってはならない。必ず事業の評価が必要となる。そして評価するためには、さま

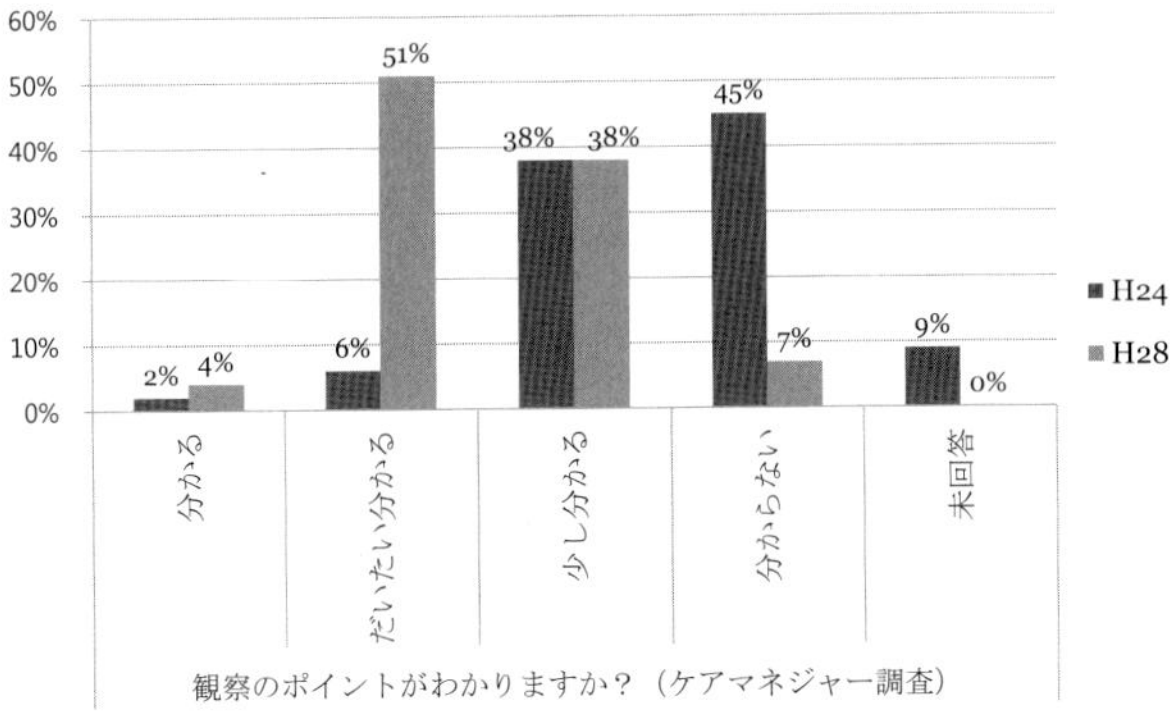


**図23**　ケアマネジャーの摂食嚥下の観察のポイントについての理解が増した！

ざまな視点を決めなければならない。最も望ましいのは、事業開始時に、評価の視点を指標化しゴールを決めておく、もしくは目標値を決めておくことであろう。「ごっくんプロジェクト」でも、摂食嚥下機能支援検討会の議論の中で、2つの視点があがっていた。

一つは、ケアマネジャーに対するアンケート調査の結果から、「摂食嚥下の観察のポイントがわかるかどうか？」という設問に対して、**図23**に示したように、「大体わかる」と答えた人が、二〇一二（平成二十四）年には6％に過ぎなかったのに対し、二〇一六（平成二十八）年には、51％と半数を超えた。「わからない」と答えていた人は、二〇一二（平成二十四）年に45％いたのに対し、二〇一六（平成二十八）年には、7％に減っている。

このように、医療と介護の間でさまざまなサービスを調整する役割のケアマネジャーが、摂食嚥下に関する知識や視点を持つことができたことは本事業の成果といえよう。

もう一点は、事業開始当初に検討会で出た意見で、「歯科衛生士や栄養士の居宅療養管理指導の件数」を指標にしようという提案であり、採用された。居宅療養管理指導とは、歯科衛生士などが在宅訪問で、口腔ケアや摂食嚥下指導に関する実地指導などを行う際に算定できる介護報酬である。これについて、毎年、区の介護保険課からデータを提供してもらって得られた結果は**図24**の通りで、実数では特段の増加が認められなかったが、延べ件数では年々微増していた（**文献44、45**）。

実際に在宅歯科診療の増加は、新宿区歯科医師会と四谷牛込歯科医師会の会員のご努力の賜物と敬意を表するものである。特に、レインボーという歯科衛生士・栄養士のグループを支援してくださった蛯名勝之副会長（現会長）はじめ、両会の執行部の方々にはさまざまな場面でお世話になり、地域の在宅歯科医療を進めていただいた（**文献41**）。

こういったことから、このシステムはケアマネジャーの間で一定の理解が進み、サービスもあるところまでは提供されるようになったが、実は、まだ区民に広く浸透していないのではないか、というのが私たち事務局の偽らざる見解であった。そこで、これらを踏まえて、

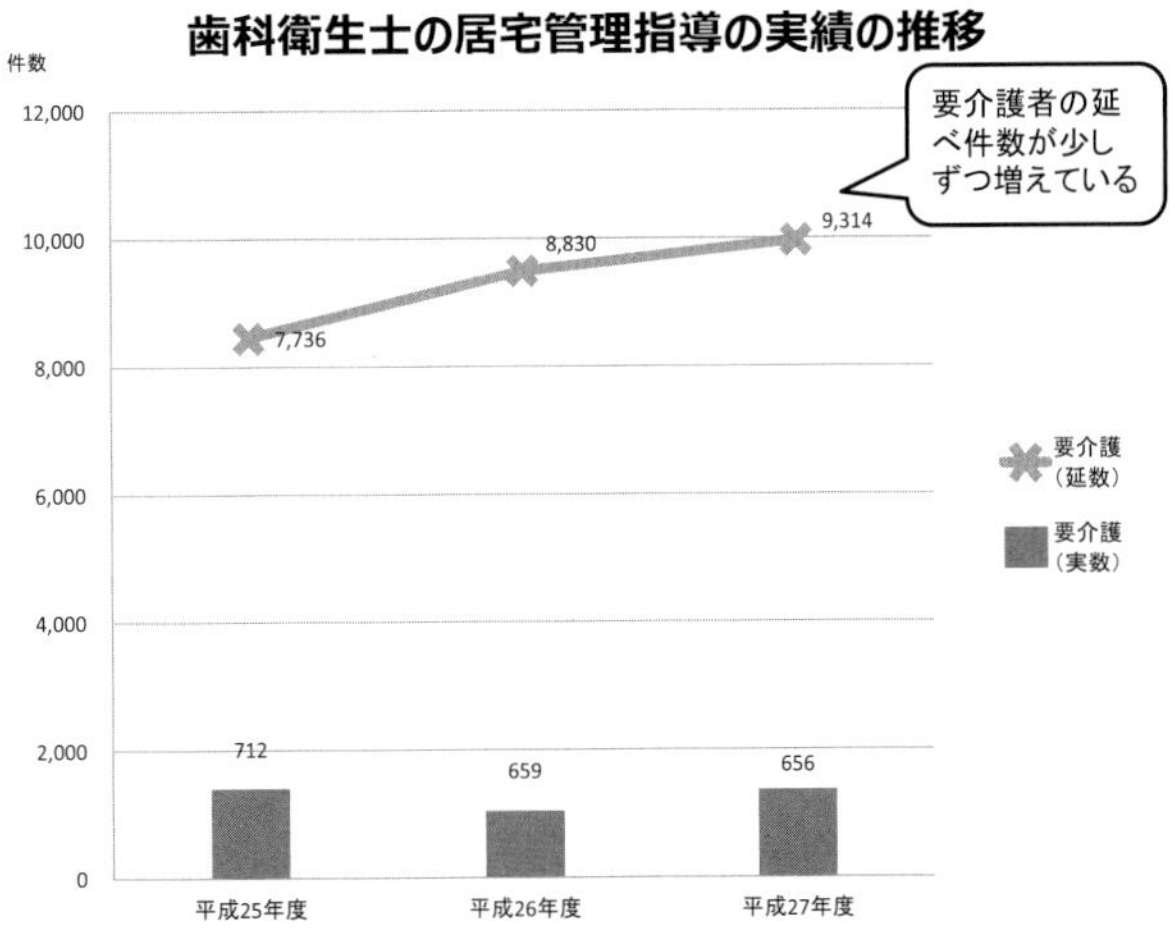


**図 24**　要介護者に対する歯科衛生士の居宅療養管理指導の延べ件数が少しずつ増えてきた

区民に向けて摂食嚥下の大切さを広範に周知していく方法を摸索することとした。

## 十四　住民主体の健康づくりに向けて —新宿ごっくん体操のうたとごっくんリーダー—

区民に摂食嚥下の重要性を広く普及啓発するための方策として、NPO法人メディカルケア協会と協働で、歌を歌ったり体操をすることで食べる機能を維持する「新宿ごっくん体操」を開発して普及することとした。また、住民の中で摂食嚥下の研修を受けた人を、〝ごっくんリーダー〟として活躍していただくという作戦を立てた。メディカルケア協会は、他の地域でもさまざまな地域づくりに関わっており、そのノウハウを活かしていただくことで、行政と民間のコラボレーションが結実した（**文献44**）。

まず、摂食嚥下の機能の低下を防ぐための健口体操の開発を行うこととした。そのコンセプトは、歌を歌うことによって口や喉の機能を維持できるのではないかということであった。もう一つ、主に上肢を中心とした体操が、胸郭のストレッチなど呼吸等に関係する筋力の低下を防ぎ、これが誤嚥防止につながるというものであった。

まず、「ごっくん体操」の制作チームを結成し、専門的・技術的な面での指導者として前述の国立国際医療研究センター病院リハビリテーション科の藤谷順子医師に入っていただいた。それ以外に、歯科医師、歯科衛生士、言語聴覚士、スポーツ推進員、そして何より区民の代表として町会長などにも加わっていただいた。

歌のコンセプトとして、歌うと口が元気になる、また新宿区の名所旧跡を歌詞に入れて区民に親しまれるもの、とした。その際には、口の動きによい歌詞を選ぶなど工夫を凝らした。さらに、リハビリ医の藤谷医師の監修・指導ということもあり、上肢を使った運動、胸郭のストレッチなど、間違って誤嚥した時に「エヘン！」としっかり喀出できる力を鍛えるよう、歌だけでなく、体操にも嚥下に効果のあると考えられるものを取り入れた。また、東京音楽大学の石川晃士郎さんという専門家にお願いして、「思い出の渚」のようなメロディカルな音楽を作曲してほしい、と依頼した。できてきた曲は、「色とりどりの道〜新宿ごっくん体操のうた〜」と命名されＤＶＤに収録されたが、その中には、藤谷医師の歌詞と体操についての明解な解説が入り学術的なものとなった。

しかし曲ができても、それを練習し、実際に地域で広めて実践してくれる区民がいることが、最も大事であることは言うまでもない。メディカルケア協会の小野有香里氏が、探し出してくださったキーパーソンは、榎町町会の中村廣子会長という女性だった。彼女は、食事ボランティアの会など、地域でさまざまな活動を主催していた。どうしても一人暮らし高齢者の食事は孤食になり、低栄養になりやすい。さらに、引きこもりとなり、フレイル（虚弱）という状態になる。そういった体の虚弱化を生むフレイル・サイクルを防止するために、社会参加としての食事会がよいので、月に数回、公的施設を借りてボランティアの方々が食事を作り、地域の高齢者に提供する活動を昔から行っておられた。その中村さんが委員会の委員になってくださったおかげで、この摂食嚥下の大切さと「ごっくん体操」を区民に広めてもらう基盤ができた。

そして食べる機能の大切さを区民の方に伝え、体操を地域で実践し広めてくれる人を〝ごっくんリーダー〟と呼ぶことにした。区やメディカルケア協会が実施する講習会を受講し、地域で実践してくれることをごっくんリーダーの条件とし、ごっくん体操の解説付きのＤＶＤを活用していただいた。その後、この「ごっくん体操」は、新宿区の他の体操の「新宿いきいき体操」、「しんじゅく１００トレ」などと一体的に普及されていると聞いている。現在は、YouTubeにもアップされ、広く皆さんに活用していただいている。まさに、区民の皆さんを中心に区の職員とＮＰＯ法人メディカルケア協会の方々の努力の賜物である。

この節のタイトルである「住民主体の健康づくり」について、私が忘れられない出来事がある。それは、前述の中村会長とのやり取りの中の一コマであった。ごっくん体操ができあがり、次はその普及に力を貸してほしいという話し合いの席上のことであった。普段、終始笑顔の中村さんが、その笑顔は絶やさぬも一言「区はいろいろな体操を作るけれども、もっと一体として進めるよう努めてほしい」という内容の発言をされたのである。私たちは、その言葉を重く受け止めた。区民として、区役所のさまざまな課がそれぞれの取り組みに努力するのはわかる。しかし、それぞれの取り組みの関係がわかりづらかったり、手続きが一元的でなく煩雑だったりと、区民側から見ると区の行うことが別々に見えるという率直な意見だったと記憶している。私は、最大限の努力をして、区の取り組みが住民の皆様にスッと入っていくよう整理する努力をすべきだと思った。このように行政の施策に自らも積極的に取り組みながらも、常に、住民側の意見を言ってくださる方がいらっしゃることが、私は貴く思えてならなかった。

住民主体とは、一から十まで住民がするということでなく、住民の率直な意見を、私たち行政に忌憚なく伝えてもらうことから始まるのではないだろうか。私は、この取り組みの中で、住民の方の地に足がついた意見を大切にすることを学んだ。

この一連の事業の展開を、メディカルケア協会が中村会長さんたちと進める中で、私は、新宿区という都会の街の中にたくさんの素晴らしい〝地域〟があり、住民を中心に行政・民間が協働したまちづくりが行われていることを、改めて気づかされたのである。私が退職前に街を歩いていると、いきいき体操のサポーターさんとバッタリ出会うことも少なくなく、

「あら、矢澤さん、こんにちは。」（サポーターさん）

「お元気ですか?」（私）

「ごっくん体操、いつもいきいき体操と一緒にやってるわよ。」（サポーターさん）

と声をかけていただくことがよくあった。

今日、行政が地域共生社会といい、ソーシャルキャピタルという、さまざまな地域づくりの取り組みを目指しているが、食べる機能を支援するまちづくりはこの文脈に乗ると力強く思った（**文献46、47**）。

# 第五章　保健・医療の新たな方向性を求めて

## 一　最期まで、自分らしく生き、逝くために　―「きんと雲」から組織内連携まで―

新宿区の医療の特徴は、急性期病院が多数ある一方で、回復期病院、療養型病院が少ないということであった。在宅医療の充実により、自宅で自分らしく療養生活を過ごせる体制を作るという目標は、そのこと自体が高齢社会の一つの理想形であるが、新宿区の場合は上述の地域特性にも少なからず影響を受けていると思われた。

新宿区で在宅医療が進んだ理由は、訪問看護などの在宅医療の基盤の充実とともに、区民のためのシンポジウムなどで、在宅療養のよさをアピールしてきたことも原因の一つかもしれない。在宅医療、訪問看護に従事される方々の努力に心から敬意を表したい。

同時に、近年の新宿区医師会の在宅ケア・介護保険委員会の先生方の並々ならぬご尽力にも、感謝したい。さまざまな多職種連携のワークショップは、医師会の在宅療養を支える会員の方々の努力抜きには成しえなかった。

その到達点の一つに、近年、区の補助金を活用していただきながら医師会が推進しているクラウド型連携ツールである「きんと雲」と名付けられたICTシステムがある。「きんと雲」は二要素認証という個人情報に対する高いセキュリティを保持しつつ、使う側のさまざまなニーズに応えられるように、「歯科医療に関する相談室」「ごっくん相談室」などの部屋を作成して、情報共有できるように工夫されている。

そもそも、在宅療養に関してICTの活用が必要な理由は、医療と介護に関係する多職種の連携において、多くの関係者が一堂に会して話し合うサービス担当者会議や退院前カンファレンスが重要なわけだが、現実にはそれぞれの関係者の多忙さゆえに、同じ時間に一カ所に集まることが非常に困難である、ということに起因する。とりわけ、病院内のさまざまな職種が一室で集うことは可能でも、在宅医療を担うかかりつけ医やかかりつけ歯科医などが、その場に参加することは大変むずかしい。これが、在宅医療を専門に行っている医療機関ならまだ可能性はあっても、外来を行いながら昼休みの時間などに在宅医療を行っている一般の診療所、歯科診療所の医師・歯科医師には、さらに厳しい時間の制約があると思われる。

そこにこそ、このICTを活用した情報共有は大きな意味を持つ。さらに、かかりつけ医と在宅診療医、そして病院の主治医の三者が連携する〝三人主治医制〟のような場合、このＩＣＴの活用が大変効果的となる。詳細は他の文献に譲りたいと思うが、今日、多職種連携にＩＣＴは不可欠と考えられる（**文献48**）。

この「きんと雲」は、さまざまな学会や、在宅医療を取り上げたメディア等に紹介されることも少なくなく、ＩＣＴ開発とその運用に関わられた新宿区医師会の元理事日下生先生、迫村先生はじめ、多くの方々の苦心の賜物と頭が下がるものである。

しかし、こういった優れた仕組みは、実は、一朝一夕でできあがるものではない。行政はもとより、医師会と病院、そして歯科医師会はじめ、さまざまな関係者を連携させる地道な努力を、医師会の理事の方々が積み重ねてこられたことを傍目で見ていて、本当に、事業の成否は〝人〟だと強く思う。つまり、どんな優れたツールや仕組みの原型ができたとしても、そこに魂を入れる〝人〟の存在が不可欠であるということを、行政担当者は肝に銘じておくべきである。

以上、関係者の努力について述べてきたが、区民自身が在宅療養のよさを知り、希望することが最も重要であることは論を俟たない。そのために区民に対して、最期まで住み慣れた地域で生き、逝くための情報提供を丁寧に行うことが不可欠である。区としては、『在宅療養ハンドブック』を作成し、区民に在宅療養への道筋を示してきた。この冊子を用いた学習会が地域でさまざまに持たれ、区民が病院退院後の自分の療養生活に対して豊富なイメージを持てるように努めてきた。

さらに、自らの望む医療への意思を事前に関係者と相談し、書き留めておくこと（Advanced Care Planning：アドバンス・ケア・プランニング）の重要性について区民に普及するための冊子を、『在宅療養ハンドブック』の分冊として作成した。ちなみに、「アドバンス・ケア・プランニング」という横文字は理解しにくいことから、平成三十一年に厚生労働省が愛称を公募し、多くのアイデアの中から「人生会議」という名称が選ばれた。要は、〝自分の望む医療〟を周りの人と話し合って記録しておき、イザという時に自分の思いが実現するようにしておくためのものである。退職後に、関係者の苦労の成果が満載された2種類のハンドブックを見て、区の職員の地域包括ケアにかける熱い思いを感じた。

こういった取り組みが必要なことには、どのような背景があるのだろうか。どの自治体の調査でも、住民は病気をしても在宅で療養したいという希望を強く持っていることが見てとれる。ところが、実際にそういう状況になった場合、在宅療養は可能と思うかと訊いたところ、意外にも「困難だと思う」という回答が6割以上を占めた。住民は、本当は在宅で最期まで暮らしたいが、実際にそうなったらきっと環境が許さないし、むずかしいだろうと思っているということである。

そこで、「在宅でも療養生活は可能ですよ」ということを事例等を通して知っていただくという意味もあり、そういう内容を盛り込んだハンドブックを作成し、区民に普及啓発したのである。さらに、さまざまな医療・介護の関係機関があなたの在宅療養を支えますよ、という情報の提供は、区が編集・発行した『在宅医療・介護支援情報』という冊子に、関係機関の情報を満載して示した（**文献49**）。また、その関係機関全体による「在宅医療と介護の交流会」も、地域別に開催された。

これらの取り組みは、今日多くの自治体において在宅医療・介護連携の事業として行われている。その際は、行政の健康所管、福祉所管の各セクションがそれぞれの立場から関わるが、大切なことは、すべてが共通のベクトルを持って連携していくことである。その場面で公衆衛生を担う医師・歯科医師・保健師・看護師などの医療職が、その専門性を活かして、活躍することが望ましいと考える。

## 二　誰もが相談できる「暮らしの保健室」

新宿には、戸山ハイツという都営住宅の1階に、訪問看護師として著名な保健師の秋山正子さんが始めた「暮らしの保健室」がある。秋山さんは、令和元年八月、栄えあるナイチンゲール賞を受賞された。また、以前からNHKなどメディアで紹介され、日本の在宅療養やがんの療養支援の分野で、知らない人がいない方だ。

その秋山さんが新宿区の在宅療養シンポジウムで、在宅療養のよさと可能性を語ってくれたことがきっかけとなって、参加されていた区民の一人が、秋山さんにある提案をした。それは、戸山ハイツの1階の自らのお店の場所を提供するから、何か在宅療養の推進に資する取り組みができないか、ということだった（**文献50**）。秋山さんは、この申し出を受けて、イギリスのマギーズ・キャンサーケアリング・センター（以下、マギーズセンター）のような場所を作りたいと考えた。マギーズセンターとは、英国発祥のガンの療養者のための施設で、相談者が自分自身の力でものが考えられるようなサポートをすること、また、その力を取り戻せるような支援が行われること（マギーズ東京HPより）を目指しているのだが、そのマギーズセンターの日本版のモデルを開設したいと考えられたのだ。

そして、新宿区としてはこの「暮らしの保健室」に、がんの相談窓口をはじめとして、いくつかの事業をお願いしたのである。もとより、がん拠点病院などの院内の相談窓口にも大いに意味があるが、一方街中で気軽に相談に立ち寄り、がんになったら、どのように暮らしたらよいかという生活や人生の相談を、時間の制限を受けずじっくりと専門看護師に聞いてもらえる、そんな窓口こそ貴重だとの秋山さんのコンセプトを具体化したのが、「暮らしの保健室」であった。

実際に訪れてみるとわかるが、戸山ハイツの一室の中は、リラックスして相談ができるようにと、秋山さんがマギーズセンターに多くのヒントを得、熟慮して創られた心地よい間取りと内装の空間が、まさに、〝癒しの場〟としての機能を十分発揮している。この相談窓口には、がんというだけでなく、地域の方々がさまざまな健康上の相談で訪れ、文字通り「まちの保健室」という感がある。都営住宅の一室を活用して、区民の〝がん療養相談窓口〟への敷居をきわめて低くした秋山さんの発想に、心から敬意を表したい。また、住民の方々の〝この土地〟を愛する思いから生まれた発想を、大事にしていくべきと思うのである。

そしてこの地域に溶け込んだ「保健室」は、実際、周りの地域の住民に浸透し、住民の方々が発案した場が、少しずつではあるが拡散し始めていて、自主的な活動を出発点とした市民主体の動きの萌芽が見て取れる。やはり、地域づくりの核となる市民の活動を、行政は大切にしていくことが、住民主体の健康なまちづくりの基礎になると思う。

このことは、新宿区に異動した時から抱いていた「住民主体の健康づくり」というテーマに合致するとともに、本書の最後で述べる新たなパラダイムにおける「コミュニティづくり」の問題と深く関わると思うのである。

「暮らしの保健室」では、このような住民との接点としての保健室の働きのほかに、医療・介護の多職種にわたる専門家たちが、在宅療養にまつわるさまざまな課題について、事例を通して学ぶ場も持たれてきた。これは月1回、区の内外から多くの関係者が集って、連携づくりのための方法論を自由にディスカッションする場となっている。

この「暮らしの保健室」は、今日全国各地に伝播し、このコンセプトに影響を受けた〝各地のそれぞれの人による保健室〟が、現在50カ所以上（令和二年一月現在）を数えているという。このことを見ても、地域の中に気軽に立ち寄れて専門的な内容をわかりやすく〝翻訳〟し、一緒に考えてくれる〝場〟が求められているということが読み取れる。

秋山さんが、ある論文の中で、在宅看取りを推進するためには、①住民の意識改革、②医療者の意識改革、③地域の医療連携体制の確立、④地域の介護体制の充実、⑤予防から看取りまで包括的に捉えられる行政の体制整備の5つの要素が重要と述べている。さらに、仕組みづくりに欠かせない要件として、地域内における在宅看取りの事例の積み重ねによるボトムアップと、その体制を共有できる仲間づくりをあげている。そして、最後に、「民意に頼るのみではなく、各区市町村独自に、地域特性を生かした予防から看取りまでの仕組みづくりを行政としても後押ししてもらいたい」と結んでいる（**文献50**）。

地域包括ケアシステムという崇高な理念を成し遂げていくための提言として、私自身は大切に思っている。

## 三　生きづらさを乗り越えるために　―新宿区の自殺総合対策を担当して―

日本人の自殺者が3万人を超えて社会問題となったのは平成十年であった。前年の平成九年までは、2万4千人であったものが、平成十年に一気に約3万3千人となった（**図25**）。

そこで、各自治体では、この問題を単に個々人の問題としてとらえるのでなく、地域社会の問題としてとらえ、自殺対策に取り組むこととなった。当然、自殺の専門家がいるわけでもないので保健師が担当したり、あるいは全庁的な取り組みが必要となることから事務職が担当したりと、さまざまだったと思うが、新宿区では私の前任の歯科医師の副参事が担当になった。それを引き継ぎ、手探りではあったが公衆衛生の原則に則り、医師・保健師・事務

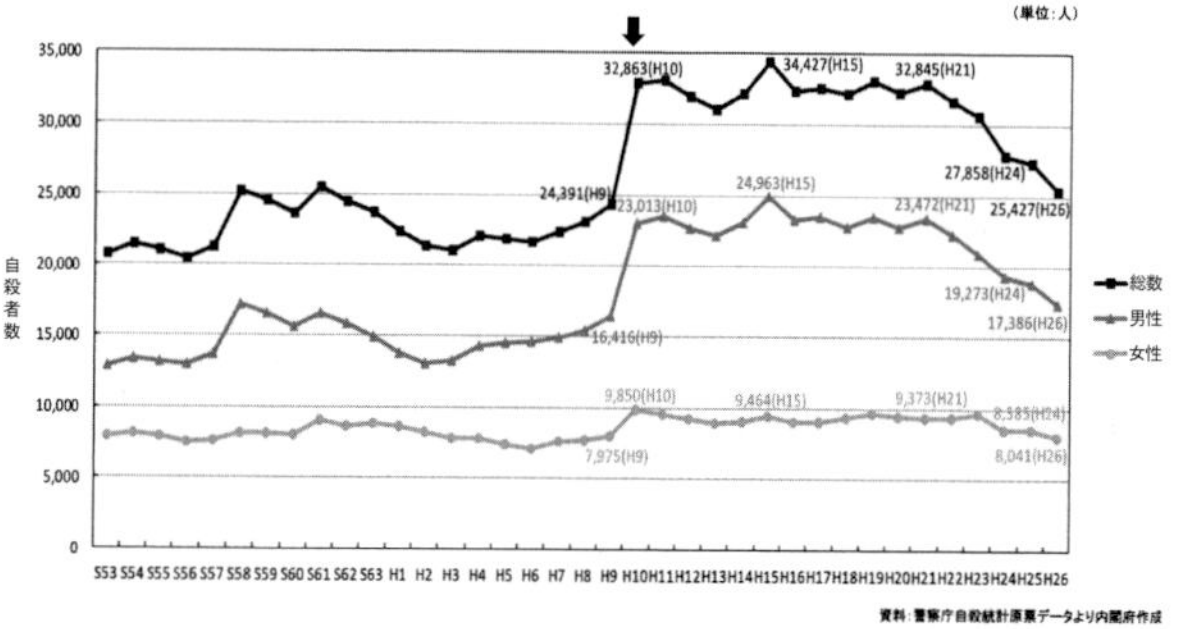

資料：警察庁自殺統計原票データより内閣府作成

**図 25**　自殺者数の年次推移〜平成 10 年より一気に 3 万人を超えるようになった（矢印）（内閣府ホームページより）

職と協力しながら自殺対策を進めていくことになった。

この自殺問題の根幹は、単に心の問題ばかりでなく、前述したように地域社会そのものの在り方にまで関係があることから、この取り組みを通して、公衆衛生の基本を勉強させていただき、さらに社会の実態を知ることができたと思う。

新宿区の自殺対策総合会議の座長は国立精神・神経医療研究センター認知行動療法センターの大野裕所長（当時）であった。大野所長は精神科医で、ご専門が臨床精神医学ならびに認知行動療法である。先生は国や都の自殺対策でも指導的なお立場であり、新宿区の会議運営にあたり、ご教示いただいたことは数限りない。気さくな先生で、何を質問してもわかりやすくお答えいただき、私たち職員はいろいろなアイデアを提案しては、アドバイスしていただいた。それ自体が、ＯＪＴ（On the Job Training：仕事を通じたスキル教育訓練）となり、素晴らしい学習経験をさせていただいたと思う。つまり、私たちは、実は、困難な仕事に携わらせていただく中で、自らが磨かれていくのであり、能力は仕事によって開発されると言っても過言ではないと思う。

さて、新宿区の自殺の実態は、大変残念ながら年間約80名ぐらいの方がお亡くなりになるという状況で、その中でも若者の自死が多いという特徴があった。そこで、自殺防止の啓発イベント開催を計画し、自殺対策を推進する日本で代表的なＮＰＯ法人であるライフリンクから、種々の支援・指導を受けながら、二〇一四（平成二十六）年に実施した。その際、若者支援の同世代による団体（Re-bit、ユースリンク、Ova 等）にも参加していただき、シンポジウムとして開催した。このことを通して、若者支援の団体のメンバーとネットワークができ、後に自殺対策総合会議の中に若者対策専門部会を設置するきっかけとなった。

若者対策専門部会では、若年世代の心に届くリーフレットを作成しようということで、自らの体験を語ってもらう内容を複数掲載した。また、このようなリーフレットも、実際に悩む人の手に届かなければ意味がないことから、ファストフード店はじめ、ネットカフェ、マンガ喫茶などにもお願いして置かせていただいた。著名なマンガ喫茶を一軒一軒職員と回っ

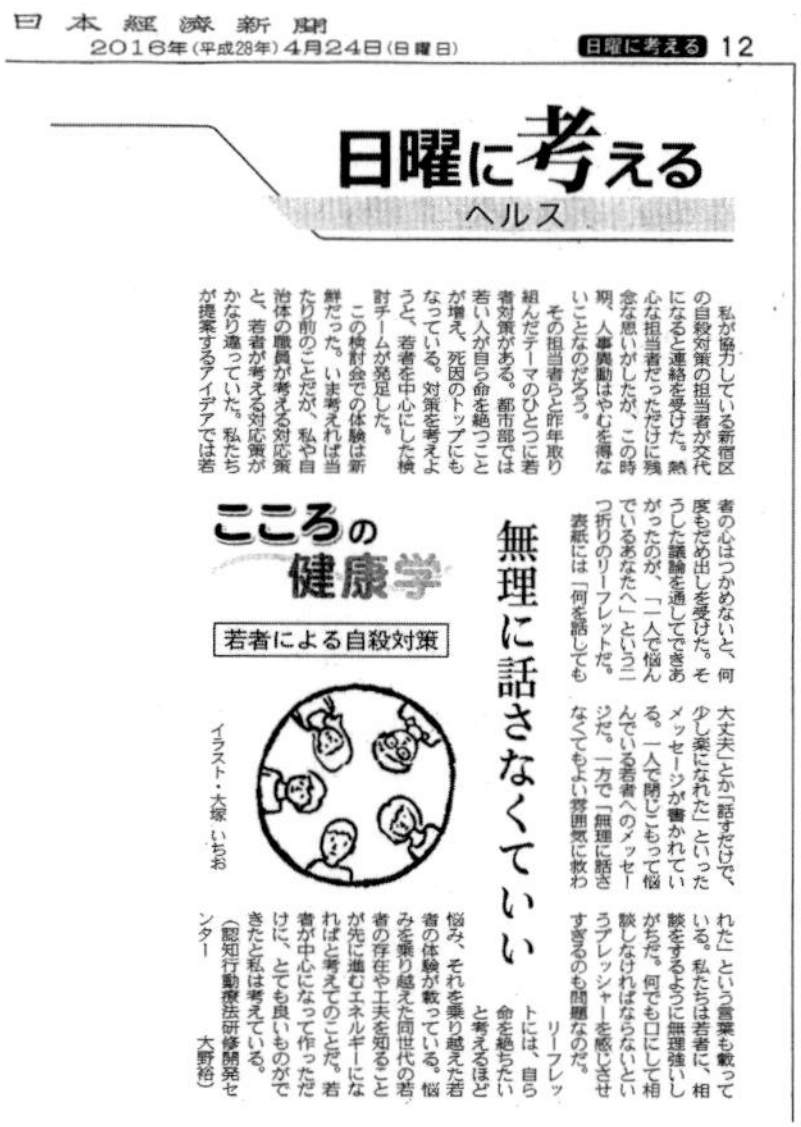

日本経済新聞　2016年（平成28年）4月24日（日曜日）　日曜に考える　12

# 日曜に考える

ヘルス

こころの健康学

若者による自殺対策

## 無理に話さなくていい

私が協力している新宿区の自殺対策の担当者が交代になると連絡を受けた。熱心な担当者だっただけに残念な思いがしたが、この時期、人事異動はやむを得ないことなのだろう。

その担当者らと昨年取り組んだテーマのひとつに若者対策がある。都市部では若い人が自ら命を絶つことが増え、死因のトップにもなっている。対策を考えようと、若者を中心にした検討チームが発足した。

この検討会での体験は新鮮だった。いま考えれば当たり前のことだが、私や自治体の職員が考える対応策と、若者が考える対応策がかなり違っていた。私たちが提案するアイデアでは若者の心はつかめないと、何度もだめ出しを受けた。そうした議論を通してできあがったのが、「一人で悩んでいるあなたへ」という二つ折りのリーフレットだ。

表紙には「何を話しても大丈夫」とか「話すだけで、少し楽になれた」といったメッセージが書かれている。一人で閉じこもって悩んでいる若者へのメッセージだ。一方で「無理に話さなくてもよい雰囲気に救われた」という言葉も載っている。私たちは若者に、相談をするように無理強いしがちだ。何でも口にして相談しなければならないというプレッシャーを感じさせすぎるのも問題なのだ。

リーフレットには、自ら命を絶ちたいと考えるほど悩み、それを乗り越えた若者の体験が載っている。悩みを乗り越えた同世代の若者の存在や工夫を知ることが先に進むエネルギーになればと考えてのことだ。若者が中心になって作っただけに、とても良いものができたと私は考えている。

（認知行動療法研修開発センター　大野裕）

イラスト・大塚　いちお

**図 26**　新宿区自殺総合対策会議の大野座長が、新聞に区の自殺対策を褒めてくださった（日本経済新聞 2016.4.29）

て、目に付きやすい場所、手に取りやすい場所を、マンガ喫茶の従業員に教えてもらいながら置かせてもらった。

また、外国では図書館が自殺対策の大切な場になっていることから、九月の自殺対策月間に、新宿区の中央図書館にブースを作って、リーフレットとともに自殺に関係ある書籍を並べていただき、借りやすくしてもらったりもした。自殺は、さまざまな経済状況、社会状況とも関係することから、ハローワークや福祉関係の部署や団体とも連携し、相談窓口の周知を図った。

このように、区役所の内外の多数の関係部署と協力しなければ、自殺対策は推進していくことはできない。私は、行政に勤める歯科医師が、歯科とまったく無関係な領域に携わることには大いに意味があると思っていた。というのも、そこで問われるのは公衆衛生の原理・原則の応用能力だからである。そして、この自殺対策も、ヘルスプロモーション活動の実践に他ならないことを日々の取り組みの中で学んだ。自殺対策とは、まさに〝健康なまちづくり〟であった。

数年してこの担当を代わった時、日経新聞に大野座長が、新宿区の自殺対策の活動を褒めてくださったのが最高の賛辞と感じ、嬉しかった（図26）。

## 四　子育て支援の歯科保健　―かかりつけ歯科医機能と予防的視点―

新宿区では、歯科医師・歯科衛生士・事務職などの歯科事業担当者の努力で、幼児の歯科保健対策に非常に力が入っていた。

「歯から始める子育て支援事業」という事業では、すべての3歳児から6歳児に、年2回フッ化物の無料塗布券が送られる。このフッ化物塗布は地域の歯科診療所において実施し、幼児期から「かかりつけ歯科医」を持ち、歯と口の健康づくりを進めていくことを目的としていた。

また、歯科医師会会員の診療所の歯科医師・歯科衛生士を対象に、区が年1回実施する研修会を受講することを義務付けている。また保育園や子ども園等、乳幼児の生活を支える関係者にも年1回の研修会を行っている。このような、歯科関係者と子育て支援関係者を合わせて「デンタルサポーター」と呼んでいる。前述のフッ化物塗布や健康チェックは、このデンタルサポーターの歯科診療所で実施することとしていた。

この事業を中間評価してみようということで、区民の方々にグループインタビューを行った。これは、数名の区民の方に、事業について自由に語り合ってもらい、その意見を分析するというものだ。その結果、区民が歯科診療所を〝予防する場所〟というふうに認識しているという意識の変化が見えてきた。

この区民の意識の変化とともに、実際のむし歯の罹患率はどうか、というデータの分析を、学校歯科保健のデータを用いて行った。この分析には東京歯科大学の眞木吉信教授（当時）に協力していただいた。結果は、この事業に参加した区民は、参加していなかった区民に比べて、むし歯が22%少ないという事実が明らかになり（**図27**）、デンタルサポーターの歯科診

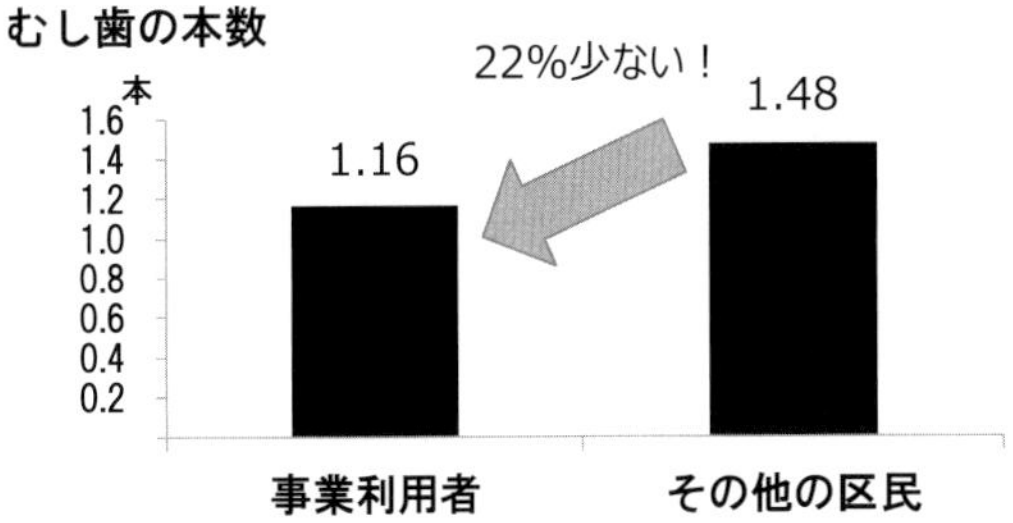


**図 27**　区のフッ素塗布事業に参加した区民は、むし歯が22%少なかった。

療所で行う健康チェックとフッ化物塗布ならびに保健指導を受けることで、むし歯の発生が抑えられることがはっきりし、事業の効果が認められた。

## 口腔機能に重点を置いた歯科保健

この事業がきっかけで始まった「もぐもぐごっくん相談事業」は、現在、各保健センターで2カ月に1度、食事に関する悩みや困りごとがある区民に対して、昭和大学歯学部スペシャルニーズ口腔医学講座の専門歯科医が、相談・指導に応じる取り組みとなり、区民に大変喜ばれている。

というのも、区の歯科相談を受けた乳幼児の保護者の約60%が、お子さんの食べ方で気になることがあると回答しているからである。内容的には、1歳児では「かまない」、「好き嫌いが多い」、「時間がかかる」などが上位であり、一方、2歳児では順位に変化があり「好き嫌いが多い」、「かまない」、「ためこむ」が上位を占めた（**文献51、52**）。そして、保健センターの歯科衛生士の分析によると、これらの相談に対して専門医が指導を行うことにより、約4分の3（76％）が1回の相談で終了することがわかった。そして、医療につなげなければならないものは約2％と、非常に少なかったのである。

今日、小児の口腔機能の発達に関心が持たれているが、1、2歳児の早い時期に、保健センターなどの保健事業の中で、子育て支援の立場から食事について気になることを聞き出し、専門医の指導で機能面の発達に関して正しい知識を保護者に伝えることは、医療が必要になるまで深刻化させないために効果的であると考えられる。

しかしながら、この口腔機能の発達については、学齢期には学齢期の課題が生まれてくることを考えると、やはり生涯を通じた食べる機能の支援という観点からの仕組みづくり、そして、そこに関わるかかりつけ歯科医の役割が大きいことを感じるのである。

新宿区歯科医師会ならびに四谷牛込歯科医師会の調査では、会員の回答者の48％が、「食育・食べ方の指導を実際に行っている」と答えている（**文献41**）。これも長期にわたり、研修会の実施や専門医の指導場面の見学などの取り組みを、区として地道に行ってきた成果といえるかもしれない。

そして、今後は、歯科医師・歯科衛生士はもちろんのこと、小児科医師、保健師、栄養士はじめ、さまざまな職種との連携が不可欠であると思う。それをコーディネートする役割は、地方自治体の行政、保健所が、積極的に担っていくべきと考えるのである。と同時に、現在の歯科医師教育、歯科衛生士教育の中に、さらに口腔機能の発達に関する系統だった教育が求められるのではないか。そして、それは新宿区で行ってきた研修の主眼でもあったが、子育て支援という立場から保護者に寄り添って、乳幼児の発達上の課題を共に考え、共に克服していくための視点とコミュニケーションスキルの獲得が目標になってくると思う。

「口腔機能発達不全症」という病名が、二〇一八（平成三十）年度から保険診療に収載されたことは、この分野に長く関わってこられた先達の方々の努力の賜物と心から敬意を表するものである。そして、今日の新しい歯科医療というものが、ライフステージを通じた口腔機能の発達を、保護者と一緒に伴走していくというような構えに変化してきた中で、その新しい保健指導のあり方に、ぜひとも歯科界がシフトできることを心から期待したい。

## 五　参加する価値のある会議を目指して

ここまで、行政が設置して運営しているいくつかの会議体の話を紹介した。しかし、会議というものは一般的に、なかなか思ったように運営できず、苦慮することが多いのはいうまでもない。いわゆる、〝会議は踊る〟という状態である。そんなことから、私と同じ立場の人でも、会議に対して期待をしていない人もいらっしゃるだろう。しかし、会議は一つの事業や取り組みを進めていく上で大変に大きな要素となる、と私は思っている。

それでは、会議が本来の目的を達して、地域住民の健康の増進に寄与するようになるためには、どのように企画し運営をしたらよいか。行政の立場では、会議の運営の成否はことのほか重要であることは論を俟たない。私も会議の事務局となり、その運営に非常に苦心し、挫折しかかったことは数えきれない。その中で、先輩や同僚あるいは会議の参加者から教えられたことや学ばせていただいたことを、いくつか紹介したいと思う。

まず大事なことは、何といっても事前準備である。どのような会議もその開催には、必ず目的がある。その目的をしっかりと把握するとともに、関係者で共有することが大事である。今後の大きな方向性を、10年単位で、さまざまな関係者と検討することが目的の場合もあろう。あるいは、今年度から開始した新たな行政計画を、実際に実施する上での具体的な問題やツールを検討することが目的という場合もあると思う。このような目的をしっかりと認識した上で、それを達成するための事前準備を行うことが必要である。

たとえば、資料にはどのようなものを準備するか。そして何より肝心なことは、構成する委員の方々のさまざまな意見や思いを、いかにその場で伝えていただき、実りある議論へと展開していただくかということである。もちろん、行政に都合のよい結論を導き出すことが目的でないことは言うまでもないが、さりとて観念的な意見に終始し、何も決まらない会議では、住民にとってなんら益がない。それを避けるためには、委員に議論の目的やテーマとともに、発言の的を絞りやすいよう、どのような立場での意見がほしいかなど、事前に会議のポイントを伝えておくことが効果的である。

事務局としてかなりの時間と労力を使うことに、日程調整がある。開催候補日の一覧表を送って○×を記入してもらい、それで機械的に決めるしかないという意見もある。しかし、事はそう簡単ではない。次回討議の目標とすべき成果を予め想定し、それを目指して、意見をいただきたいと考えれば、その意見を表明される方々の出席を、必ず得なければならない。とりわけ、大病院の院長の方々などのハードスケジュールをくぐりぬけての日程調整には神経を使うし、事前の準備と普段からのネットワークづくりが重要といわざるを得ない。

当たり前かもしれないが、どのような会議でも、出席者の方々が一言でも発言していただけるよう、議事の構成と展開を工夫することは重要である。この全員発言を可能にするには、それぞれの委員が、今一番熱心に取り組んでいる仕事、あるいは最も困っている問題などを事前に取材しておくことが大事だと私は考えている。これらの情報をしっかりとつかんでおき、それを会議のテーマの中に上手に散りばめていくと、議論が錯綜したり、堂々巡りしたりしにくいと思うし、議論に広がりと深みが増すのである。開催する会議ごとの到達目標、獲得目標が明確にされていて、それに応えられるような内容にするよう努めることが、参加者にとっても、「出てよかった」と思える会議を創り上げるための秘訣である。

会議を充実させることで、地域は変わり、動きが出るきっかけになると、私は信じている。蛇足だが、うまくいった会議は、終わった後に、参加者がそれぞれ交流しあったりして立ち去らないことが多く、会場を閉めるのに困ることが多い気がしている。おそらく、出席者同士で、〝他の人とつながりたい〟と思うような雰囲気を醸成できたからではないだろうか。

## 六　改めて健康の概念を問う　―ＡＬＳの患者さんが教えてくれたこと―

大学院時代、健康とは何かという基本的な問いに悩まされ続けた。それは、ＷＨＯの「健康とは、肉体的、精神的および社会的に完全に良好な状態」という定義の中で、とりわけ社会的に良好な状態とは何かがよくわからなかったからである。その答えをはっきりと教えてくれたのは、地域の住民の方との貴重な出会いであった。

私がその家に通うことになったきっかけは、口臭を気にしている筋萎縮性側索硬化症（ＡＬＳ）の患者さんがいる、というスタッフからの情報提供であった。ＡＬＳは神経性の難病で、理論物理学者のホーキング博士がなった病気として有名である。徐々に進行し全身の筋肉が少しずつ動かなくなって、摂食嚥下、発語、呼吸などの機能が低下してしまうために、人工呼吸器装着、胃ろう造設などを検討せざるを得なくなっていく疾患である。

患者さんである女性（Ｔさん）の家を初めて訪れた時、彼女は、ベッドの上に置かれたワープロの画面を見ていた。すでに薬指１本しか動かすことができず、その指でわずかに叩く音がマイクを通じてワープロの文字に変換され、意思疎通を図ることを可能にしていた（**図28**）。そして、一口食事を摂取しても疲れがひどく、そのたびに休憩をはさむということで、食事時間が非常に長くかかっていた。

口腔ケアの仕方を介護者である家族に伝え、私たちが帰ろうとした時、たまたま部屋の中にあった写真が目に入った。それは、ケーキと白い箱が写った不思議な写真であった（**図29**）。

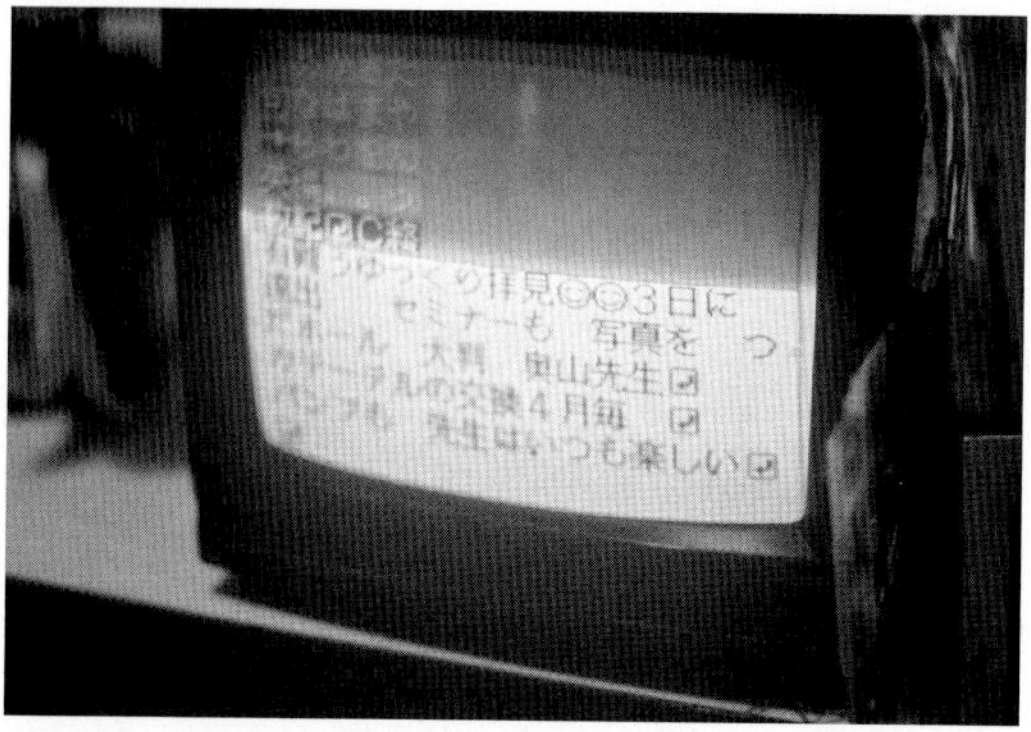


**図28**　Tさんの意思疎通の手段はワープロの文字だった

「これは何ですか?」と尋ねると、Tさんは「これはケーキの数に合わせて大きさを変えられるケーキ箱で、名前を『ダンケ』というのだ」と説明してくれた。さらに説明を受けて、私は初めてこの写真の意味がわかった。たとえば、手土産のケーキを買って行く時に相手の人数と自分を足すなどして少し多めの数を買っていった場合、食べた後に1つか2つぐらい余るので、大きなケーキ箱のまま入れて保存しようとしても冷蔵庫の中に入りづらいということがあると思う。その時に、この不思議なケーキ箱は真ん中の赤い帯の両側にミシンの穴が打ってあり、これをはずすとこの箱は2つに分かれ、重ね合わせると半分の大きさとなり、2つを重ねて入れれば冷蔵庫のスペースが半分ですむというものであった。ここからが大事なのだが、この箱を発明したのが他な

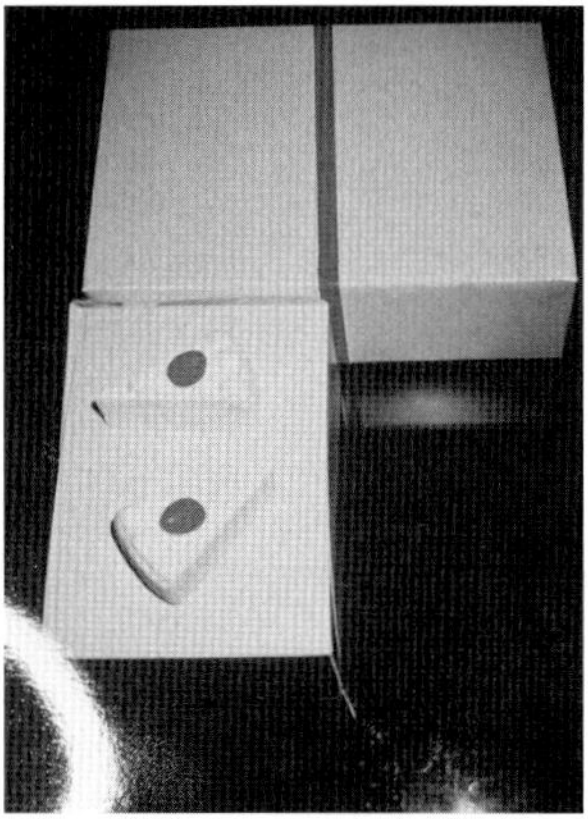

**図 29**　部屋の中の写真に写っていたのは不思議な箱だった

らぬTさん自身であり、その発明を応募した時の名称が「ダンケ」すなわち、ドイツ語の「ありがとう」だったというのである。

　このことからおわかりのように、実はこのTさんは発明の大家であった。彼女の頭のところには、今まで発明した作品で受賞した表彰状が飾られていた。私がびっくりしているのを見て、Tさんは家族に他の写真を持って来るように頼んで、次の発明品を出してきた。

　それは爪切りをするために指を置くための台で、その名前がふるっていて「奥様、お手をどうぞ」と名付けられていた（**図30**）。なんとこれらの発明品の一部は、都内の有名デパートで売られているということであった。さらに驚いたことに、この製品はじめ彼女の発明品には、ご自分の名前を冠したブランド名まであったのである。この発明の説明をする時の彼女の目は、素晴らしく輝いていて、いかに発明がTさんの人生にとって大事なものかを物語っていた。私には、彼女の人生において発明の持つ意味が〝生きる意味〟に近いのではないか

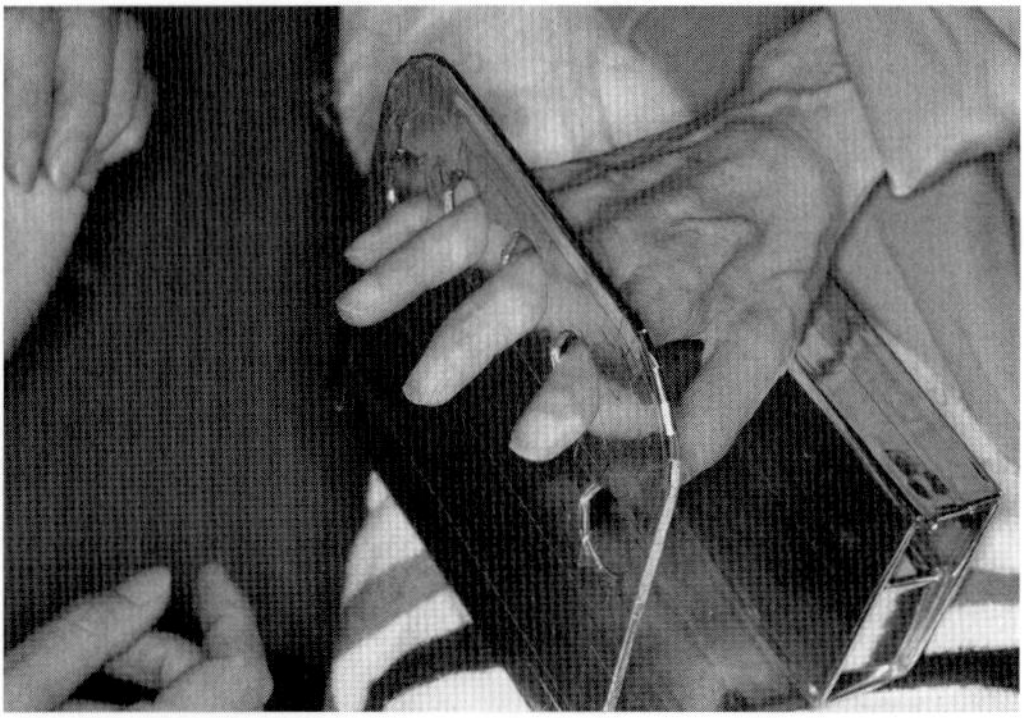

**図30**　爪切りをするために指を置く台〜奥様お手をどうぞ〜

と感じられた。

そこで、保健所に帰って来てから早速、彼女との思いを共有するという意味を込めて、一つの発明のアイデアを具体化してみた。図のような手の平の中に納まる歯ブラシで、手首を動かすことで、さまざまな角度に変えられるものを、保健所実習に来ていた看護学生さんと一緒に考えた（**図31**）。これは360度自由自在に角度を変えて動かせる歯ブラシという触れ込みにした。

次回の訪問時、Tさんにその発明を見せたところ、彼女は眼を輝かせて、「これは、きっと入賞する」とベッドの上のワープロ画面に書いてくれた。私は半信半疑で「なぜですか?」と訊くと、「この発明は単純だからよい」と不思議なほめ方をされた。そして、数分間考えた後「この発明の名前を、

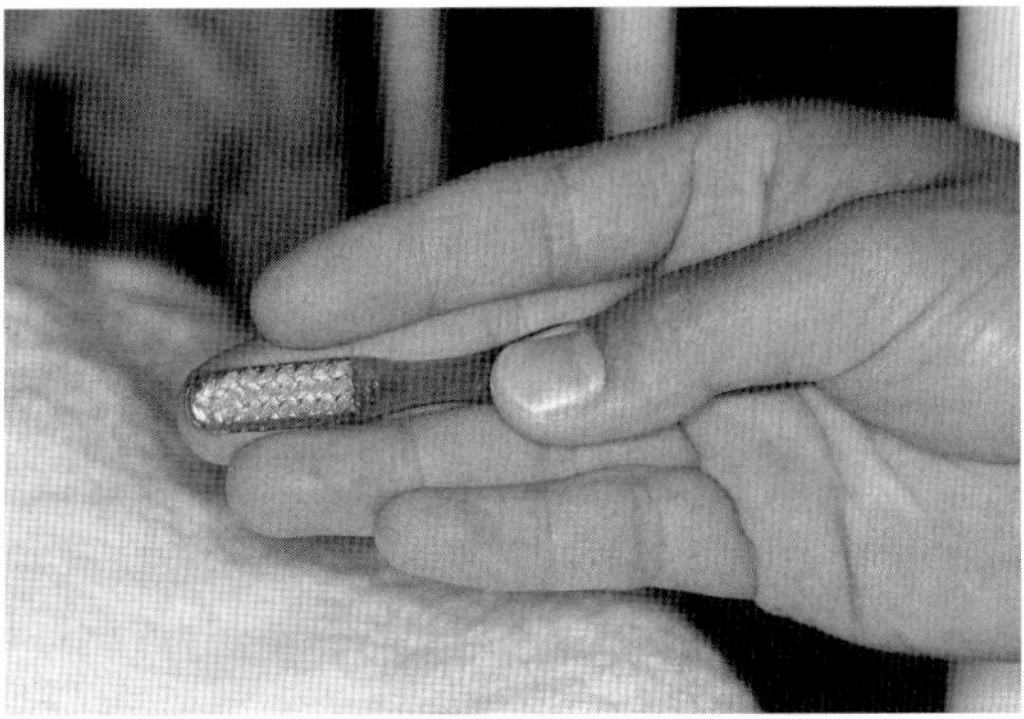

**図31**　私のアイデアにＴさんは“歯々ごころ”と命名してくださった

『歯々ごころ（母心）』としたらどうか」と書いてくれた。私は、彼女のネーミングの能力のすごさに舌を巻いた（この少し前の時期、「指圧の心は、母心。押せば～」という当時ブレークしたコマーシャルがあったのだ）。この時のＴさんの眼は、この歯科医師の発明を〝物にしてあげよう〟と、さらに輝いているように見えた。

それから何日か経った日、保健所に郵便物が届いた。びっくりしたことに、Ｔさんからであった。開けてみると、発明展への応募用紙で、あの〝歯々ごころ〟を応募しろということであった。私は、素直に応募用紙に記入し、全国発明婦人協会に応募したのであった。

それから数カ月が過ぎ、その出来事を忘れかけていたある日、１本の電話がかかってきた。「発明

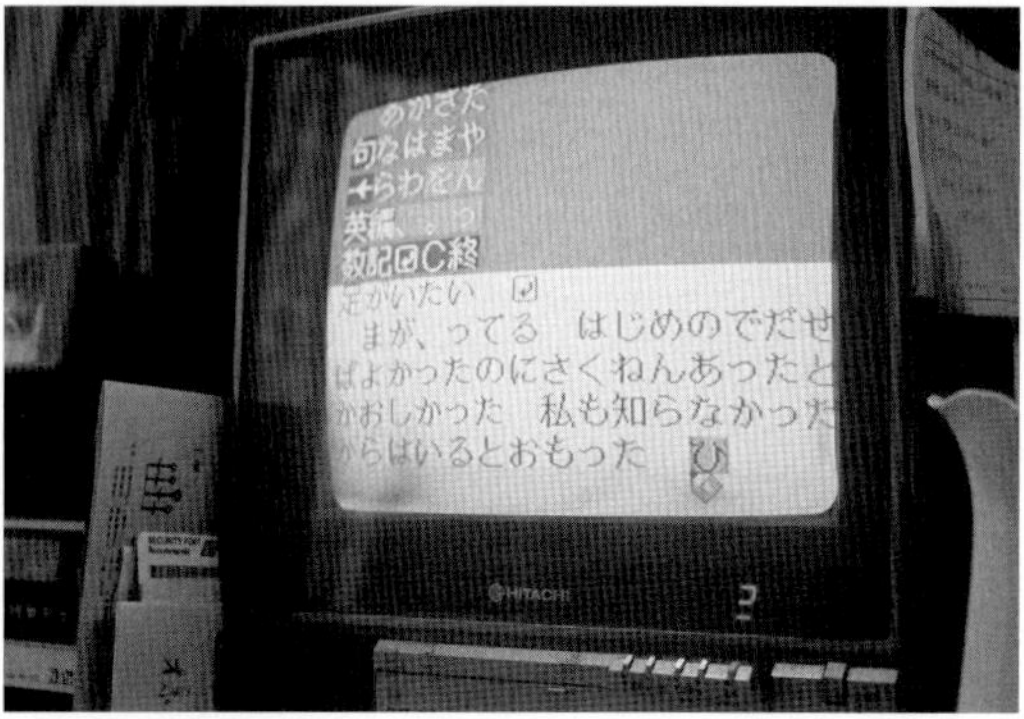

**図 32**　「昨年あったとは惜しかった」と落選を慰めてくれた T さん

婦人協会の者です。あなたが応募された『歯々ごころ』ですが、残念ながら落選でした」と言われた。ちょっと残念ではあったが、もともとTさんと話題を共有していく中のアイデアであるから、その報告を携え、すぐさまTさん宅を訪れた。

Tさんが、私の話を聞いて書いてくれたワープロの字がこの写真である（**図32**）。「昨年あったとは惜しかった。私も知らなかったから入るとおもった」とは、昨年、同じアイデアの作品の応募があったらしく、Tさんもそれを知らなかったから、私の作品が入選すると思った、という意味だった。こうして、私の発明第1号は落選という憂き目を見たが、私の心はTさんとさらに触れ合うことができ嬉しかったことを、今でも記憶している。

そうこうしているうちに、ある日の朝、新聞の朝刊を見てびっくりさせられた。なんとTさんの顔写真入りの記事が大きく掲載されて、そのタイトルは「難病・寝たきりのTさん　今度は耳の床ずれ防止」とあり、さらに副題として「ベッドの上からの発想」とあったのである。彼女は、こういった自らの発明人生を、某女子大学で講演したという。文章を代読したのはご家族だったが。この方との出会いにより初めて、身体的に非常に制約された生活や人生であっても、自らの発想を具体化し世の中に役立つ物として創り上げるという生き方があることを知った。

これは、私がずっと悩んでいた「健康とは何か？」という問いに対する明確な答えとなった。なぜなら、Tさんこそ、社会と明らかにコミットし、自らの発明を通して社会参加を行い、その結果として自らの存在意義を実感するという〝社会的に良好な状態〟にあるといえると思えたからである。このことにより、私は、たとえ不治の疾病や障害があっても、本人の意欲と周りの人的・物理的環境によって、その人が自己実現を果たし、そして精神的かつ社会的に良好な状態となりえるという事実を突きつけられた。

すなわち、その環境整備とは、平たくいえば「まちづくり」であるというのが、私の至った結論であった。だとすれば、地域における健康づくりとは、単に疾病のない健常者の健康づくりだけではなく、すでにさまざまな疾病や障害を抱えた住民に対しても、まちづくりの視点、そしてヘルスプロモーションの視点で関われるのではないか。それが、私が一人の難病患者さんとの出会いの中で得た、終生忘れえぬ結論であった。

今、公衆衛生活動について、なかなかその展望が見えにくい現状において、あらゆる住民が生き生きとその人らしく生きるということは、まちづくりの視点を持ってこそ、初めて可能になると私は考えている。

この節を書くにあたり、今は亡きTさんのご家族にご連絡をさせていただき、最愛の娘さんからTさんとの貴重な交流の経過を紹介することにご快諾をいただくことができたことも付記しておきたい。

## 七 私の仕事術

この節を書くべきかどうかには、少し躊躇があった。しかし、一人ひとりの仕事の工夫や仕方というものは、他の人にも案外参考になることがあるのではないかと思ったので、あえて書いてみることにした。そういった意味で、この節は読み飛ばしても構わないが、わずかでも参考になれば幸いである。

## ①　現場主義　〜外に出よう〜

分野を問わず現場が大事なことは、よく言及されることである。映画「踊る大捜査線」の中で、主人公が叫ぶ「事件は会議室で起きてるんじゃない。現場で起きてるんだ！」とのセリフは、公衆衛生、行政でも、全く同様である。私に在宅療養者の訪問歯科診療の問題を気づかせてくれたのも、現場に連れて行ってくれた保健師さんのおかげであった。特に、地域の健康課題を見つけることがミッションの私たちは、何より、実際の保健や医療の現場に出ていくべきだと確信している。

## ②　一流の人に会う　〜縁を大事に〜

行政の中で仕事をしていると、時に通常では会えないような方々に会うことができる。たとえば前述したように、新宿区で自殺対策の担当をさせていただいていた時に、著名な精神医学者で、自殺対策のオピニオンリーダーであった大野裕先生にお会いすることができた。大野先生の高田馬場の事務所をお訪ねするたびに、さまざまな教えをいただくことができた。また、新宿区の摂食嚥下機能支援検討会の座長であった里宇明元　慶應義塾大学教授（当時）に、会議の事前説明に伺うと、常にハッとさせられる示唆をいただけた。もとより、私がこの道を志すきっかけとなった、本書冒頭の片山恒夫先生は、日本の歯科界のレジェンドのような方であった。こういった優れた方々にお会いして教えていただいたことは、その後の私の人生に大きな影響を及ぼした。まさに、仏教でいう「縁を大事」にということである。

### ③ コミュニケーション力を高めよ　～多職種との連携～

公衆衛生に携わる者にとって、コミュニケーション力こそ最大の武器の一つであろう。住民へのさまざまな支援はもとより、今日の公衆衛生およびヘルスプロモーションのほとんどの仕事が、単一の職種だけでは行うことが困難で、多職種連携が必要であることは論を俟たない。とすれば、どのようなバックグランドの職種に対しても、こちらの意図を正しく伝え、また相手の言わんとするところを間違いなく聞き取ることは、きわめて大事と言わざるをえない。コミュニケーション力を鍛えることは、公衆衛生を進めていく上で、どうしても避けては通れない課題である。

### ④ 勧められたら必ず会う

すでに書いたが、これは、私が常にお勧めしていることである。しかし正直、なかなか実行されないことが多い。多くの人が「この人に会ってみるといいよ。よかったら紹介するよ」と勧められると、「そうだね。機会を見つけて会ってみるよ」と答える。しかしながら、現実に会う人は必ずしも多くないのではなかろうか。余談だが、どこかの会で実際に紹介されても、「今度、食事でも一緒にしましょうよ」と言って別れることは多いが、結局会わずに終わることが多いのも事実である。まあ、社交辞令というものであろう。

しかし、私は全く逆をお勧めする。「会ってみたら」と言われたら、何が何でも会えるように努力する。それは、なぜか？　人がかりそめにも「会ってみたら」というからには、必ず、その相手の価値を重視していて、その人と会うことが、私にとってメリットになると思ってくれているからである。その好意を無にしないということはもちろんだが、その人が、勧めるならば、必ず会うだけの価値があるからである。

具体的なお名前をあげて恐縮だが、新田國夫北多摩医師会長（当時）、ケアセンターやわらぎ理事長石川治江氏を紹介してくださったのは、東久留米市医師会副会長（現会長）の石橋幸滋先生であった。あの方々にお会いしに行ったことから、私の保健所時代の仕事の可能性が広がった。そう考えると、やはり勧められたらお会いすべきだと思う。まさに、「チャンスをものにする」最善の方法なのだから。

## ⑤　ストーリーを大切に

私が行政での政策形成の際に最も大切だと思う点がこれである。ストーリーとは、「この事業の肝は何で、何故そんなことをし、何を目指し、何を得ようとしているのか」ということで、このことをきちんと伝えられれば、そのアイデアの施策化の大きな山の一つは越えたと見ていいだろう。人は相手の語るストーリーの妥当性を常に考え、評価するクセがついている。「こいつの言っていることはホントなのか？」と一方で疑いつつも、正面からも聴いているのである。だから、行政マンは必ず相手の納得するようなストーリーを考え、説明しなければならない。そこに必要なものは、法的な裏づけだったり、住民のニーズだったり、今日の社会の赴く方向性であったり、と多岐にわたる。そこにこちら側の本気度・情熱が加わって、自らの言葉でしっかり〝語る〟ことが非常に大切なのである。そして、これをあえて表現するならば、「語るべき考え（哲学）を持て」ということになるのかもしれない。

### ⑥ 課題の整理が対策を生む

何か新たな事業展開を生み出すといった場合、どのようにすれば効果的な事業の創出が可能となるのだろうか。大変オーソドックスな方法だが、私は「課題の抽出」が大事だと思うのである。平たくいえば「課題を見つけ出す」ことである。さらにいえば「問題を見つけ出し、それを課題化することである」。課題が明確になれば、次に対策を見つけ出すことが可能になるのである。ある時、行政において「対策の見つからない問題は課題にはならない」という話を聞いた。面白い論理だとは思うが、私は、たとえその時点で解決する対策が見えていなくても、「課題として認識」して、その対策を地道に探し続けるところに、いつか答えが見えてくると思っている。

## ⑦ 仕事はことわらない

これは異論が多々あろう。自分が「するべき仕事」でなければことわるべきだ、という意見は、ある意味正論である。しかし、現実は「やりたい仕事」「やるべき仕事」だけが、私を選んでやってくるわけではない。実は、「やりたくない仕事」もしくは、「こんな仕事」と思うような仕事を依頼されたり、命じられることが少なくない。ただでさえ忙しいのに、こんなやってもやらなくてもいいような仕事は、誰か他の人にと思うかもしれない。しかし、私は基本的に「頼まれた仕事はことわらない」ことをモットーにしていた。

それは、私にとって大した仕事に見えなくても、依頼主にとっては大切な仕事であり、その仕事を、出来映えはともかく誠意を持って実行することで、少なくとも大きな信頼を得られ、次のよい仕事も来るかもしれないからである。

しかし、「そんなに頼まれてホイホイと何でも引き受けていたら、やるべきことも十分できないよ」などという声も聞こえる。それもあるかもしれない。しかし、私の人生の師匠であったご僧侶が、よく「仕事は、忙しい人に頼め」と話されていた。忙しい人は、忙しくなるくらい仕事の依頼が多く、かつ、結果もよいのであろう。それは、どんなに忙しくてもきちんと優先順位をつけて期限内にやり遂げ、それによってまた信頼を増すというよい循環の中にいるのではなかろうか。このことは、私自身、自分ができているというわけではなく、そうありたいと念願しているだけであるが……。

### ⑧ 仕事で人は鍛えられる

仕事の中には厳しいもの、苦しいものも少なくない。こんな嫌な仕事を、という場合もないとはいえない。しかし、厳しい仕事ほど、私たちを鍛えてくれるのである。嫌な仕事を忍耐強くやり遂げていく中に、自分の能力さらに人間性も磨かれていくのである。辛い仕事から逃げていると、いつまでたっても自分自身が成長しない。だからこそ、仕事は、自分を鍛えてくれるありがたいものであると感謝して受け止め、嫌な仕事であっても、真正面から立ち向かっていくべきであろう。

### ⑨ 最後は人間性　～徳が大事～

どんな仕事をするにしても、仕事を遂行していく上でのスキル、専門的知識・技術は重要である。しかし、決して見落としてならないのが、自分自身の人間性である。私たちが出会う多くの仕事は、個人的な作業だけで終わるものはほとんどないといってよい。チームプレーが大切なのである。また、先に述べた多職種連携のように、多くの違った立場の人が協働して行うことが多い。そういった場面で大切なのは、何だろうか？　すでに、そういう職務を遂行する上で必要な知識や技術および方法論については、本書で述べてきた。しかし、それを究めたとしても、根本にあるもっと大切なものは何かといえば、私は人間性だと思う。

「この人と、一緒に仕事ができて幸せだった」と人が思うのは、必ずしも仕事の成果だけではない。その仕事をしていく中でのプロセスの一つひとつに、関わった者同士の人間性の触れ合いがあるからである。

「この人と一緒に仕事ができてありがたかった」と思ってもらえるように、自分自身を磨いていきたいものである。仏教では、そのことを『徳』と呼ぶが、徳がないと人はついてきてくれないともいう。自らが徳を積む生き方をしていきたいものである。

以上、9つの点について、私が仕事をする際に心がけていたことの一端を書いた。

## 八　保健・医療の新たな方向性を求めて　―分析から総合へ・生活とコミュニティ―

この本の最後を締めくくるにあたって、どうしても書いておきたいことがあった。それは、これからの時代の保健・医療の新たな方向性についてである。

## 分析から総合へ

第一に、私たちの信じる近代科学・医学は、〝分析〟するという手法で発達をしてきた。これは、平たくいえば〝分けて考える〟ということである。最も端的な例をあげれば、臓器別医療が、長年、近代から現代の医学の中心であり、それを支えてきたといえる。それぞれの臓器の持つ形態・機能を分析し、その不具合を治すことにより、その疾患を治癒させるという医療である。たしかに、その方法論は各臓器のスペシャリストを生み出し、それぞれの臓器の特徴的な疾患を治療し、克服することに邁進してきたのである。しかし、臓器別医療の繁栄した時期を過ぎ、私たちはそこに大きな欠点を見出した。それは、病院という臓器別医療を最も効率的に運営する〝組織〟においてすら、各臓器を診るたくさんの〝専門医〟はいても、患者の全体像を把握する〝人〟がいないという事実だった。そこから総合診療というもの、あるいは全人的医療というものの必要性が再認識された。

この過程は、生命を分析するという優れた〝科学の手法〟は、部分の真実を見出していくが、そこに〝全体として総合化〟するという営みがない限り、〝部分〟を単純に集めても〝全体〟にはならないということを表している。今日、さまざまな取り組み、社会資源や活動を地域で総合化した〝地域完結型医療〟もしくは、〝地域包括ケアシステム〟、さらには、〝地域共生社会〟の創出の重要性が多くの識者から指摘されているが、私たちの意識の中に、〝分ける〟ことから〝まとめる〟ことへの意識の変換が求められているといえる。

## 生活とコミュニティ

第二に、繰り返し述べたように、現代の医療が患者の生活と出会えていないという指摘が、長い間語られてきた。しかし、在宅医療のように生活の場に入っていく医療が、国や社会の喫緊の課題となった今日では、否が応でも、医療者は住民の生活と向き合わなければならなくなった。そもそも医療の視点と生活の視点の分離という現象は、近代科学・医学が人間を「科学的言語」で語ることによって急速な進歩を遂げた一方で、「日常的言語」と乖離していったことと関係があると思われる。この科学的言語と日常的言語の関係性については、昭和五十年代頃からの哲学者や科学史・科学哲学者の著作に、さまざまに語られている（**文献53、54**）。

しかし、治らない病気を抱えながら最期まで住み慣れた地域で生きて、逝くことは、医療は当然のことながら、生活という基盤がなければ決して可能とならない。それが地域包括ケアの思想である。

そして、このことは「人間―環境」という単純な二元論的認識論に対して、その間に、「生活—コミュニティ—社会」という介在者を入れなければ、二元論の隙間から、人間の生活や幸せといったものがこぼれ落ちてしまうという結果にならざるをえない。

やや比喩的な言い方をしたが、この辺の明確な問題の構造を、京都大学こころの研究センターの広井良典教授は、著書『人口減少化社会のデザイン』（文献55）の中で、次のように述べている。

「近年に至り、様々な背景から、そうした『個人—社会』、『私—公』、『市場—政府』といった二元論的枠組みでは、現在生じている種々の問題の解決はどこか根本的に不可能なのではないか、あるいはそもそも人間という存在の理解が十分できないのではないかという疑問が提出されるようになり、そこで浮上してきたのが、他ならぬ『コミュニティ』という存在—『公—私』に関して言えば〝共〟という第三の領域ないし関係性—であるととらえることができる。（中略）実際、様々な学問分野において、〝文・理〟の枠を超えて、そうしたコミュニティや人間の関係性、あるいは『〝個体〟を超えた人間理解』に関する新たな把握やコンセプト等が百花繚乱のように湧き起っているように見える」（文献55、81〜82頁）。

さらに、「端的に言えば、現在の日本社会は〝古い共同体（農村社会など）が崩れて、それに代わる新しいコミュニティができていない〟という状況にあり、そのことがこうした『社会的孤立』という点に現れていると思われる」（文献55、20頁）とも語り、日本社会の置かれている根本的な問題を指摘している。

地域・コミュニティというものの在り様を、今後、考えていく中に、新たな保健・医療の方向性があるとの考えは、本書でも常に述べてきた、まさに「健康なまちづくり」であり、ヘルスプロモーションであるといえよう。それは、私が常に求めてきた方向性としての〝公衆衛生と臨床の融合を目指す〟という考えともクロスオーバーしている。すなわち、臨床とは個を対象とした医療であり、公衆衛生とは集団・社会を対象とした医療である。この両者の融合とは、まさに、個と社会の両者をつなぐ医療のあり方を目指してきたといえる（文献46、56）。

## 新たなパラダイムはあるのか？

この章をまとめるにあたって、あえて一つの冒険をするならば、さらに長いスパンで、今後、私たちが進むべき方向に位置する見方―パラダイム―について私見を述べておきたい。

前述の2つの方向性の提案は、きわめて多くの識者が共通して述べていることであり、国や社会の方向性としても、ある意味、既定路線となってきている。しかし、その先の社会は、一体いかなるパラダイムに拠って成り立っていくのであろうか。

文明論的に見れば、西欧文明の上に近代科学は成立している。しかし、その原点には二元論的世界観（身体と精神、あるいは環境と自己など対立した二つの要素をもとに語る世界観）があることも事実である。そこで、今後の科学文明の発展に新たなスプリングボードを与えるのは、東洋的思想、なかんずく仏教の中にあると私は考えている。本節で述べてきた〝分けて見る〟もしくは〝二元的にとらえる〟ということの先にあるものとは、何か。平易な言い方で誤解を恐れず言うならば、今度はその二つに分けて考えたものを〝一つと見る〟すなわち、「不二（ふに）」という概念ではないか、と思う。

これは、仏教で説かれる「而二不二（二にして不二）」という見方である。仏教の中には、身体と精神との関係を「色心不二（しきしんふに）」（色とは身体、心は精神のことであり、この二つが、二つであってしかも一つであるということ）、環境と自己との関係を「依正不二（えしょうふに）」（依とは環境、正とは自己のことであり、別々であるが相互に依存し一つであるということ）と説く考えがあるが、二つの対置する要素を一つのものとしてとらえる見方である。これからの時代のパラダイムを考える上で、一見対立するように見える二元的要素の融合性、統一性を考えていく時、仏教のこの視点は、その枠組みとして大切であると思う。これは、科学史でいうところのパラダイムを求めていく中に、次なる突破口があると考えるのも、過去の歴史の教えているところではないだろうか（**文献57**）。

このことについて、一つだけ付言しておくならば、人間が自己の煩悩（自己の欲求や利害にのみとらわれた価値観）を中心とした社会を構築していった時に、環境破壊や戦争といった私たちの〝健康〟にとって最も脅威となる自然や社会環境ができあがってしまうであろうとの予測こそ、決して忘れてはならないことだと思う。

## 九　日本歯科医師会大久保満男元会長の著作に触れて

前節で、今後目指すべき新たな保健・医療の方向性について検討した。ところが縁とは不思議なもので、こういったことについて、私は、さらに示唆を受ける書物に最近出会った。それは、日本歯科医師会の大久保満男元会長が、ご自身の歯科医師会活動の原点ともいうべき著書を出版され（**文献58**）、二〇二〇（令和二）年の一月に先生からいただいたことがきっかけであった。

以前より大変畏敬していた大久保元会長の思想的原点ともいうべきさまざまな考えが収録されたその内容は、自らの来し方をまとめていた私にとっては衝撃的な内容だった。そこで、毎日カバンに入れて持ち歩き、時間を見つけては読みふけった。正直に言わせていただくと、この著作を読んで、不覚ながら何度も目頭が熱くなった。それは、先生がご自身の周りの方とのさまざまな出会いと協働作業を通して、日本の歯科医療をあるべき姿に作り変えようとする、すさまじいばかりの情熱と苦労の数々が、行間に立ち現れていたからである。

人の言葉は、その背景に〝行動〟が裏打ちされていればいるほど、重みを増すものである。大久保先生が日本歯科医師会の会長になられた時代は、日本の歯科保健・医療の歴史においては、きわめて難局であったことは、今さら、繰り返す必要もないであろう。歯科医師会というものに対する世間のイメージを払拭されるために、自らを鼓舞し、海を照らす灯台のように、進むべき道を探し、そして、自ら漕ぎ出していかれた先生の著作だからこそ、人の心を打つのだろうと思った。この著作の中で啓発を受けた点は多々あるが、その中でも特に印象に残った点を2点あげたい。

第一は、公衆歯科衛生活動をする上で、先生が、地域・コミュニティというものをきわめて重要視されている点である。その部分を引用してみたい。

「そしてこのような我が子を健康にと願う母親達の共通な問題意識を1つの地域の中で結集していくことは、ムシバ予防にはもちろんだが、実は先に述べたコミュニティ作り、つまり失われた地域社会感情を新しく作りあげていく手段にもなるのではないだろうか。そしてこのような、つまり自らの手で作りあげられたコミュニティは、自分達自身の町となり、さらにそこでの健康活動の方法も容易で広げやすくなる。これは途方もなく大きな夢であるが、目指すべき方向をここに向けていく必要があるだろうと思う」（文献58、92頁）。まさに、前節で示した、「コミュニティ」の問題が、ここに色鮮やかに立ち現れてくる。

第二に、公衆衛生活動の本来の定義に立ち戻って、次のように述べられている。

「このような条件によって、公衆衛生活動はその本来の意味を取り戻せると思われる。私がここで述べた本来の意味とは、公衆衛生を『地域社会の組織的な努力によって、人間の生命を延長し、健康を守る学問と技術』と定義したウィンスローの考えに基づいている。（中略）そして古典的な意味でのコミュニティーが失われつつある現在、このウィンスローの定義は古くなりつつあるという評価もあるようだが、私にはこの『地域社会の組織的な努力』という言葉の意味をより大きく広く、つまり新たなコミュニティーの建設の1つの要素ということまでも含んだ言葉として蘇らせてみたいような気がする」（文献58、93頁）。

これらの示唆に触れて、私の思考は、否応なしに前に進まざるをえなくなる。それは、前章で示した、新たな保健・医療の方向性に、さらに〝人間のぬくもり〟とでも言うべき内容が醸し出されてくるからである。すなわち、ここで述べられている「コミュニティ」という概念は、おそらく、人が生きていく中で「幸せ」を感じ、「生きがい」を持ち、そして、そのために大切な「健康」を保持するための基本的な大きさの地域社会とその中における人相互のネットワークを表すのではなかろうか。前節で述べた、さまざまな対立する2つの概念（二元）も、あえて人間としての立場から考えるならば、一人ひとりの幸せを築くための要素であり、また、その2つの概念の見事な融合とは、まさに「人間の幸せ」という目的の座標軸の上に置かれなければならないだろう。

しかし、結論を急ぐ前に、ここで慎重にならざるをえないのは、この「幸せ」とは、どこまでも「個人」の幸せに終始する自己中心主義に陥ってはならないということである。

大久保先生が、前掲書の中に収録されている「思想としての８０２０」という論考で、次のように述べている言葉が印象的である。

「第一の軸は、８０２０という言葉に込められた人生80年という縦軸としての時間軸、他誰でもない自分自身の存在の時間軸だ。しかし一方で、人は一人では生きられない。自分の横には大切な家族がいて、そこにも人生の縦軸としての時間軸があり、さらに友人や隣人にも。もし、自らの健康が人生80年の縦軸を生き抜くために大切なものと考えるなら、その横に立つ他者の健康を願う思いも同時に存在するはずだ。私は、それを他者への思いという言葉で成り立つ横軸として捉えたい。個のみを追求してきた現代にあって、社会とは、自分のみならず、このような他者への思いで成立しているものだと考えることは、大切なことだと思っている」（文献58、92〜93頁）と述べ、自らの幸せと同時に、他者の幸せを同様に願うことから社会の基本的なあり方を再構築することを示唆している。

私は、これらの論述の中に、大久保先生が実践の中で見出された、これからの歯科保健・医療の新たな方向性を見るのである。

本書も、もとはといえば、８０２０運動をはじめ、国民の歯と口腔を守るために保健所を志した私の歩んだ道を振り返ったものであった。先生の著作に出会ったことは、私にとっての公衆衛生を志してきた道での貴重な御縁と考えて、あえて多くの引用をさせていただき、本書の資料編には、先生の著作に掲載されている、「国民歯科会議からの提言」を転載した。先生が、日本の歯科医療のあるべき姿を、歯科関係者の独善に陥らないためにも、さまざまな分野の有識者の方々と議論して〝共に〟創り上げた提言であって、平易な中にもこれからの方向性が示されていると考えて収録したのである。

## 十　公衆衛生と臨床の融合とは

本書の冒頭で、私が保健所を志す大きなきっかけとなった片山恒夫先生との出会いのエピソードを書いた。その際のさまざまな示唆が、私の終生のテーマとなる〝公衆衛生と臨床の融合〟というモチーフになった経緯についても記した。それでは、そのテーマから見た時に、私たちの仕事は一体どのように見えるかについては、別に詳述したので、それをご覧いただきたいと思う（**文献2**）。

それらを一言で示すとすれば、「公衆衛生と臨床の融合とは、個々の医療機関の治療の取り組みをベースにしながらも、単にそれらを別々に考えるのではなく、住民を中心にして、医療機関、行政、多くの関係機関が、それぞれの役割を果たしつつ連携し、地域全体として取り組んでいくヘルスプロモーション活動として進めていくこと」と表せるのではないかと考えている。

公衆衛生とは生活であり、臨床とは医療であるともいえる。つまり、公衆衛生と臨床の融合とは、言葉を換えれば、「医療が生活に出会う」という、昔からいわれてきた一つの理想像に近いのかもしれない、と思うのである。

## 十一　行政で頑張っている歯科医師・歯科衛生士の皆さんへ

本書の中で再三述べたように、行政機構という大きな組織の中では、医療専門職とりわけ歯科医師・歯科衛生士はきわめて少人数である。たとえば、新宿区という自治体を例に取れば、人口約34万人に対して区役所職員は約３０００人、そのうち歯科医師は１名、歯科衛生士は5名となっている。しかし、これはある意味大変恵まれており、同じ東京都の中でも多摩地域の市では、人口20万に対して歯科衛生士が1名のみ、という市も少なくない。そうなると、多くの自治体職員の中にその職種が一人ということになり、専門的な内容についてなかなか相談する相手もなく、孤軍奮闘中に自らの立ち位置を見失いがちになる例もないとはいえないと思う。本書を執筆した理由の一つに、そういった後進の人々への応援歌の意味もあったと、正直にいわなければなるまい。

しかし幸いなことに、今日の医療の世界において、歯科保健・医療の位置づけはどうかと言えば、適切な口腔ケアや歯と口の健康が全身の健康の増進に対して大きく寄与していることを、近年の多くの学術研究によるエビデンスが証明していることから、その重要性は確実に増してきているといえる。

もう少し詳しく述べれば、本書でも紹介した８０２０を達成した人の健康状態と健康寿命の延伸の可能性については、今後もっと研究や知見が明らかになるであろう。また、高齢者への適切な口腔ケアが、誤嚥性肺炎の発症を40％減少させ、肺炎の死亡率を半分にしたという知見は、静岡県の開業歯科医の米山武義先生が、東北大学医学部老年科の佐々木英忠教授と共同で行った研究が、イギリスのランセットという権威ある医学雑誌に掲載され、日本発の研究として今日でも、最も重要なエビデンスの一つにあげられている。

また、周術期の口腔管理が、がんの予後等に対して顕著な効果をもたらすこと、あるいは、歯周病の適切な治療が糖尿病の血糖コントロールに好ましい影響を与えることなど、今日、全身疾患への口腔領域の治療および予防の効用が、多々示されている。

このような事実を見た時、これからの時代、行政の歯科医師・歯科衛生士の果たすべき役割は、決して少なくないと確信している。しかしながら、それはある意味、口腔の健康（この言い方自体にも問題があることも以前から指摘されているが）というものが、全身の健康から切り取って論じられがちであるという落とし穴にも注意すべきだと思うのである。これは知らず知らずに、口腔と全身とを二分して考えることから生じる誤解なのだが、このようなところにも十分に配慮していく必要がある。本来、分けられないはずの部分としての口腔と全身を分けて考えるという思考を、いかに乗り越えていくかは、今後の行政歯科医・歯科衛生士にとっても重い課題かもしれない。ただ、そのことを嘆いてみても仕方のないことであり、それよりは、いかに歯科という専門性を生かしつつ、全身の健康という文脈の中で、歯科保健・医療が貢献しうるかを考える方が、当然のことながら重要である。

そして、まずは、ここまで口腔ケアをはじめ口腔の健康を守ることの重要性が叫ばれるようになったことを、喜び合いたい。さらには、そういった現実に立脚して、真の医科・歯科連携を作りあげていくことこそ、行政関係者の大きな使命であるに違いない。

ここまで、さまざまな公衆歯科衛生の取り組みを中心に、自分自身が体験した時代を書き綴ってきたが、この本の締めくくりとして、行政の歯科専門職の役割とは何かということを問うとすれば、「行政という仕組みの中で、公衆衛生という手法を以って、歯科保健・医療を切り口とした健康なまちづくりを行うこと」といえるのではないかと思う（文献3、36、41、42、46）。その内容は、歯や口の果たす役割としての「食べる」や「話す」、「呼吸する」という人としての営みに関係するさまざまな職種・団体・事業とのコラボレーションを通して、住民の健康を守り育てていくことである。それは、大変幅広い領域を持つと考えられる。

具体的には、むし歯予防のような疾病の予防はもとより、医療連携のようなネットワークづくり、そして高齢者の食の問題から、最後は摂食嚥下機能支援、ひいては看取りの問題ま

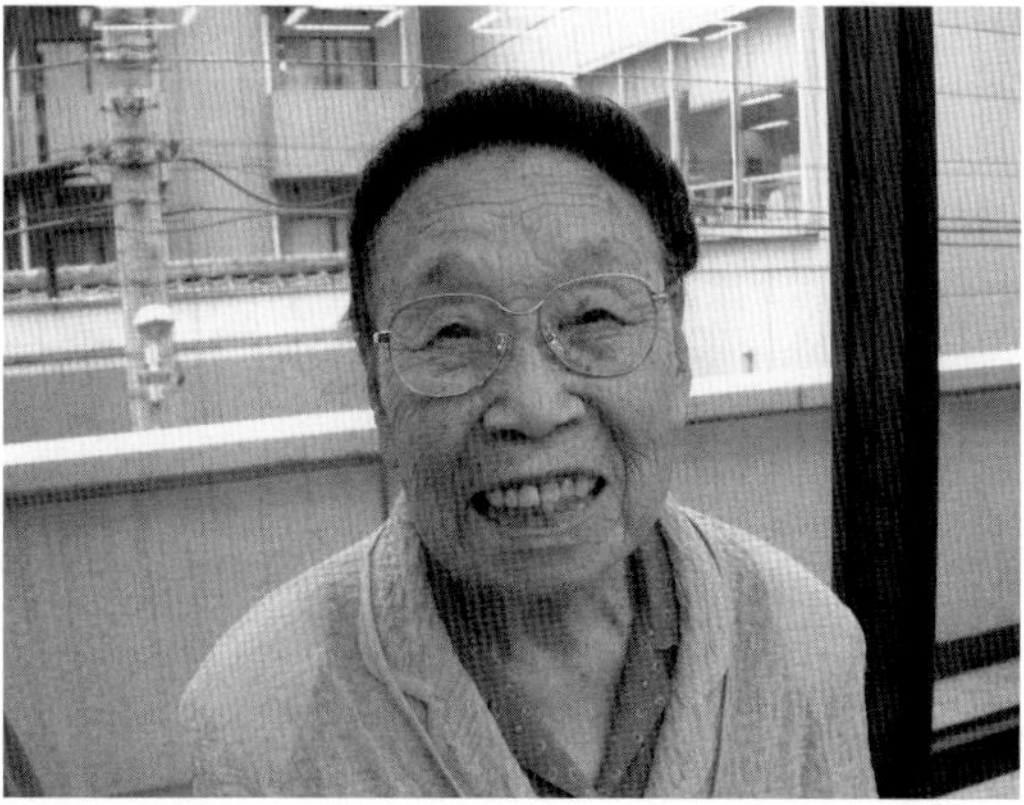

**図 33** 100 歳を超えて 20 本以上、ご自分の歯をお持ちだった山口さん

でと、歯と口を切り口にした健康なまちづくりは、きわめて広範である。

最後に、私たちは常に住民や患者さんから、さまざまなことを学ばせていただいている。言い換えれば、私たち行政に籍を置く者は、住民に育てられているといえるだろう。

写真の方は、山口ハナさんというご婦人であった（**図33**）。彼女は、１００歳を超えてなお、20本以上の自分の歯をお持ちであった。戦後、自転車屋を営み、１００歳を超えても30数段の階段を手すりを使わずに、両手に荷物を持って昇り降りされていた。そして裁縫が趣味で、針に糸が通せるのよと私に語り、豪快に笑っておられたのである。１００歳を超えてなお、周りの人たちに元気を与えていた、そんな方であった。

人は誰もが、自らの人生をいきいきと生きたいと願っている。その時に、歯と口の健康、そして食の果たす役割が少なくないと、私は住民の方から何度も何度も教えていただいた。

その歯と口の健康と食を守る役目を担うさまざまな立場の方々のこれからのご活躍に、心からのエールを送らせていただき、本書を閉じたい。

# あとがき

本書は、自らが37年間保健所で行ってきた公衆衛生活動を記しながら、その時代に行政の課題となっていた保健・医療の課題と対策について、私見を記したものである。そういった意味で、厳密なエビデンスとしての根拠が確立していないものもあったり、エピソードとしての体験や事例だったりしている。それ故、タイトルを「私の口腔保健史—保健所歯科医の歩んだ道—」とした。

本書で私が伝えたかったことは、こういったさまざまな活動が行われたという事実や歴史もさることながら、それらは、「いかにして可能になったのか？」という背景やその要素と思われるものを考えてみたかったのである。

なぜなら、現在、世界の人々の命と健康に対して猛威を振るう新型コロナウイルスなどの感染症をはじめとして公衆衛生上の課題は山積し、住民の健康づくりには終わりがないことはいうまでもなく、今後、多くの方々がそのような課題に果敢に挑戦されるだろうと思われる。そういった時に、本書で語られている失敗や成功の事例から、「こんなふうにやってみる手があるのではないか」という参考にしていただけたらと思ったからである。もし、わずかでも、そんな気づきに役立てば、筆者として望外の喜びである。

今、筆者は、慢性期疾患を持つ高齢者が多数入院されている病院に勤務させていただいている。勤務の内容は、月に7、8回伺って、入院患者さんの食事の様子を拝見するミールラウンドを行い、医師・看護師・言語聴覚士・管理栄養士・歯科衛生士等のさまざまな職種の方々と連携しながら、その食事形態や食支援の方法を検討するお手伝いをすることである。これは、長年行政でデスクワークを主にしてきた私の経歴からすれば、意外な感があると思われようが、見ようによっては納得がいくご縁でもあった。なぜなら、本書で述べた公衆衛生施策は、「生涯にわたって、食事を安全に美味しく摂れることを支援するまちづくり」という文脈に沿ったものがほとんどであり、その意味から、人生の最期の段階で、何を、どのように食べるかという医療は、最も重要な部分の一つであり、また、今後の大切な課題が多々あると思うからである。こういった臨床の場に携わらせてくださった病院関係者の皆様には心から感謝申し上げたい。

本書は、自分が行ってきたことを中心に本としてまとめたいという私の願いを、大学の先輩である宮武光吉鶴見大学前教授がお聞きになり、口腔保健協会からの出版をご推薦くださったことから実現した。宮武先生には、衷心より御礼申し上げます。

また、私のまとまりのない文章を、お忙しい中、校閲くださった行政の大先輩、元東京歯科短期大学学長の石井拓男先生には、心より感謝申し上げます。特に、８０２０運動の成り立ちに関して、石井先生のご経験と資料の多くを参考に、貴重なご助言をいただきました。

また、この37年間お世話になった東京都・保健所等の現職の歯科医師の皆様、特に、三ツ木浩、青山謙一、柳澤智仁、白井淳子、田村道子氏の皆様には、それぞれの保健所や都の取り組みに関する記載について原稿を見ていただき、貴重なご助言をいただいたことに、心から感謝申し上げます。

さらに、本書の中で、エピソードやご教示をいただいた内容を実名をあげて紹介させていただいた多くの方々、さらには、お名前をあげることはできなかったものの、私の考え方や仕事の根幹を形成してくださった諸先輩、同僚、他の職種の皆様にも、心から御礼を申し上げます。特に、お世話になった東京医科歯科大学大学院健康推進歯学分野（旧予防歯科学教室）、杉並区役所、多摩小平保健所、多摩立川保健所、新宿区役所の皆様、さらには、それぞれの地域の歯科医師会、医師会の方々、そして、健康なまちづくりに一緒に歩んでくださった住民の皆様に、御礼申し上げます。一つひとつの事例や事柄について、細かく確認を取ることもできなかった部分が多々あることをお詫びするとともに、心から感謝の意を表させていただきます。

そして、この原稿を見ていただいた木戸章司氏、渡邊了氏のお二人にも心から感謝いたします。本書が専門家の独善に陥ることを危惧して、一般の読者としてのお立場でとお願いし、さまざまな要職を務められたお二人からご意見をいただき、さらなる示唆をいただくことができました。ありがとうございました。

最後に、私を育ててくれた両親ならびに、37年間という長い間、私のよく見えない仕事を信じて、常に励ましてくれた妻・利恵子には、本当に感謝してもしきれません。どうもありがとう。

そして、最後までお付き合いくださった読者の皆様に心から感謝申し上げたいと思います。ありがとうございました。

令和三年九月　新型コロナウイルスの感染拡大の終息とコロナ後の新たな時代の創出を目指して

## 参考資料

### 「国民歯科会議からの提言」

私たち、国民歯科会議に集まった歯科医療を受ける立場の者や歯科医療と連携する職種の者は、互いに議論を重ね、日本歯科医師会の「生きがいを支える歯科医療」に期待し、以下の提言をします。

#### 生きがいを支える歯科医療に期待し、提言する

これまでの歯科医療は、歯科保健・医療の充実に重要な役割を果たし、う蝕と歯周病という二大疾患の予防と治療、そして咀嚼機能の維持回復に目覚しい成果をあげてきました。

いま、わが国では、高齢社会の到来によって、診療所・病院完結型の「治す医療」とともに、地域コミュニティに支えられた「暮らしの中での医療」の重要性が増しています。そのような状況の中で、日本歯科医師会が、歯科医療の目的を〈歯の治療〉から〈食べる幸せ〉へと拡げ、その活躍の場を診療室のみならず地域社会へと展開し、「生きがいを支える歯科医療」として地域住民と共に実践する目標を掲げ推進していることに、私たちは大きな期待を寄せています。

そして私たちは、歯科医療が「健康寿命の延伸」に寄与することに期待しています。食べ

ることは生きることであり、食べる喜びは生きがいと生きる力を支えます。コミュニティに暮らす、すべての人々にとって、何を、誰と、どのように食べるかということは、暮らしの豊かさに大きな影響を及ぼし、生きる希望をも左右しかねません。健康な人でも、歯や口の機能が低下して、食が進まないと気が滅入ります。病気で、食べられない時機が続けば、生きる意欲さえ損なわれます。さらに、重度の介護が必要になると、経管栄養チューブで命をつなぐことがありますが、それが一生続くと思えば、本人も家族も、生きる希望を失いかねません。しかし、そのなかには、医師と歯科医師が協力すれば、自分の口で食べて生きることができる人がいます。口から食べることができるようになって、命に再び明るい灯がともるようになった多くの例を私たちは知っています。

まさに口腔ケアは、すべての世代にとってトータルなヘルスケアの入口です。

今後、歯科医陵が「診療室で完結する」医療にとどまらず、「暮らしの中で、食生活を維持し、患者の生きがいを支える」医療へと発展していくことを望みます。そして、地域における全人的医療の一翼を担い、様々な職種と協働し、新しい医療提供体制を創る先導的役割を担うことを願っています。

二〇二〇年十一月三日　「国民歯科会議」

## 文献


（1）C.F.サムス著／竹前栄治編訳『ＧＨＱサムス准将の改革—戦後日本の医療福祉政策の原点—』桐書房、二〇〇七

（2）矢澤正人「片山先生との出会いから今へ—公衆衛生と臨床の融合を目指して—」恒志会会報「地べたからの想い」15、6-9、二〇二〇

（3）矢澤正人「歯科保健とヘルスプロモーション、ヘルスプロモーションの展開と行動科学」日本保健医療行動科学会年報5、メヂカルフレンド社、94-107、一九九〇

（4）矢澤正人「人間の全体像をとらえる口腔ケアをめざして」総合ケア12（9）、18-21、一九九二

（5）矢澤正人「『路地裏の医学』と『人間の顔をした医学』—訪問歯科診療から見た新しい医学の地平—」日本歯内療法協会雑誌13（2）、121-126、一九九二

（6）厚木ワークショップ「老人保健法における歯科保健事業を効果的に進めるには」日本歯科評論537、91-145、一九八七

（7）石井拓男、上田祥士、平田創一郎「8020運動前史—社会歯科医療問題研究会—」日本歯科医史学会会誌33（1）、二〇一九

（8）北原稔「歯のトリビア—8020運動発祥の地・厚木—」一般社団法人厚木市歯科医師会　歯っぴぃタイムス11、二〇一三

（9）榊原悠紀田郎「公衆歯科衛生従事者研修の軌跡」日本歯科評論60（12）（通巻698）、189-196、二〇〇〇

（10）石井拓男「8020運動の歴史」社会保険旬報2539、40-41、二〇一三

（11）鈴木恵三、他「8020（ハチマルニイマル）、歯の健康」地域創造研究叢書34、『高齢者の保健・福祉・

医療のパイオニア』75-102頁、唯学書房、二〇二〇
(12)宮武光吉「8020運動のめざすもの」歯界展望85(4)、889-894、一九九五
(13)石井拓男「8020運動の成果」日本歯科医師会創立110周年記念誌、9-12、二〇一三
(14)江藤一洋編『歯の健康学』岩波新書、183-199、二〇〇四
(15)榊原悠紀田郎編『老人保健法に基づく歯の健康教育、歯の健康相談の担当者となったら』日本歯科評論社、一九八九
(16)「地域歯科保健研究会(夏ゼミ)の30年と日本における地域歯科保健の変遷」新聞QUINT204、二〇一二
(17)木村恵子、他「かかりつけ歯科医機能に関する研究　第一報　住民を対象としたアンケートとインタビューにおける機能項目と区分の検討」口腔衛生学会雑誌48、152-154、一九九八
(18)小松崎理香、他「かかりつけ歯科医機能に関する研究　第二報　住民および歯科医師に対する意識調査」口腔衛生学会雑誌48、155-157、一九九八
(19)深山治久、他「自治体、歯科医師会、大学附属病院との連携による障害者の歯科治療―杉並区立杉の木歯科診療所の診療形態―」口腔病学会雑誌16(2)、二〇〇〇
(20)岩田　嵩「新スポットライト48、杉並区歯科医師会『杉並の保健事業』」東京都歯科医師会雑誌43(4)、一九九五
(21)矢澤正人「保健所歯科保健の展開」公衆衛生54(8)、37-40、一九九〇
(22)矢澤正人「杉並区の保健所における歯科保健活動―保健所こそ創造的保健活動の原点である―」公衆衛生57(8)、28-31、一九九三
(23)矢澤正人、石渡美砂子、他「乳幼児の摂食困難に関する調査」第31回日本小児保健学会講演集、176、

一九八四
(24) 村瀬誠編著『環境保健論』72-87頁、京都廣川書店、二〇一四
(25) 東京都歯科医師会制作・チェアサイドパネル「よくかむことは『あ・い・な・の・だ』」一九九八
(26) 矢澤正人、他「高齢者歯科保健の実態調査結果（その2）高齢者の現在歯数とQOL、ADL等との関係について」口腔衛生学会雑誌47（4）、468-469、一九九七
(27) 大田仁史監修、栗原正紀著『長崎発 救急車とリハビリテーション—救急医療から地域ケアへ—』荘道社、一九九九
(28) 日本公衆衛生協会『衛生行政大要（改訂第24版）』146頁、二〇一六
(29) 中西好子『東京の保健所のあゆみ』全国保健所長会、二〇〇六
(30) 多摩小平保健所・多摩東村山保健所『北多摩北部保健医療圏における住民の健康意識調査報告書』二〇〇四
(31) 三上直一郎『口を診る・生活を読む』医歯薬出版、二〇一五
(32) 地域における保健師の保健活動に関する検討会『地域における保健師の保健活動に関する検討会報告書』二〇一三
(33) 北多摩西部保健医療圏摂食・嚥下機能支援協議会『東京都北多摩西部保健医療圏摂食・嚥下機能支援事業ガイドライン—障害があっても、おいしく・安全に食事が摂れるために—』二〇一〇
(34) 東京都福祉保健局『東京都摂食・嚥下機能支援推進マニュアル』二〇一一
(35) 椎名恵子、他「活動報告 東京都・（社）東京都歯科医師会・（社）東京都医師会が協働してすすめる摂食・嚥下機能支援事業」老年歯科医学26（3）、369-374、二〇一一
(36) 新田國夫・戸原玄・矢澤正人『食べることの意味を問い直す—物語としての摂食嚥下—』クリエイツか

もがわ、二〇一四
(37) 矢澤正人「障害者の歯と口腔の健康づくりの新たな取り組みを通して―地域の皆で連携して企画した、歯ミカップ（プレ大会）の試み」日本歯科評論68(2)（通巻784）、159-164、二〇〇八
(38) 矢澤正人、他「障害者の歯と口腔の健康づくりの新たな取組み―歯ミカップ大会の試み―」障害者歯科29(3)、273、二〇〇八
(39) 北多摩西部保健医療圏疾病別医療連携推進検討会『北多摩西部保健医療圏急性心筋梗塞・急性期脳卒中医療連携ガイドライン2007』二〇〇七
(40) 太田晃一、他「東京都北多摩西部保健医療圏における急性期脳卒中ガイドライン2007の取り組みについて」日本脳卒中学会機関誌30(2)、227、二〇〇八
(41) 蛯名勝之、磯谷亮、矢澤正人「新宿区における在宅歯科医療の推進―歯科医師会と行政の連携」日本歯科評論76(8)（通巻886）、131-139、二〇一六
(42) 矢澤正人「新宿ごっくんプロジェクト―地域における摂食嚥下機能支援システムの構築に向けて―」Journal of Clinical Rehabilitation 23(9)、852-861、二〇一四
(43) 矢澤正人、鈴木多恵子「摂食・嚥下機能支援に必要な多職種連携をつくるために―新宿区での実践的な試み―」the Quintessence 32(11)、48-49、二〇一三
(44) 白井淳子「地域で取り組む摂食嚥下機能支援『新宿ごっくんプロジェクト』」月刊福祉103(11)、17-21、二〇二〇
(45) 小川智詠子「新宿区における摂食嚥下機能支援について」岐阜摂食嚥下多職種連携研究会第5回講演会、二〇一六
(46) 矢澤正人「生涯にわたって食べる機能を支援するまちづくり―保健所の公衆衛生と臨床の融合を目指